L'autisme et les graines du changement

L'autisme et les graines du changement

Une vie plus épanouie avec la méthode Davis

Abigail Marshall

avec

Ronald Dell Davis

Titre original : Autism and the seeds of change

© 2012 par Abigail Marshall & Ronald Dell Davis

© 2015 Éditions ITV, pour la traduction française

Ioannis Tzivanakis Verlag, Hamburg

www.tzivanakismedia.com

Conception de couverture : © Ioannis Tzivanakis Verlag

Traduction : Claudine Clergeat, Christine Meunier

Rédaction : Patrick Courtois, Gabriela Scholter

Modelages en pâte à modeler et photos par Lorna Timms et Himi Ratnakar

ISBN 978-3-940493-09-5

*Ce livre est dédié à la Dr. Fatima Ali, qui fut
là pour nous au bon moment*

Remerciements

Les Facilitants Davis suivants ont contribué à ce livre par leurs partages de leur perspicacité et leurs expériences acquises en travaillant avec leurs clients.

Stacey Borger Smith	Calgary, Alberta, Canada
Cathy Cook	Columbia, Missouri, USA
Ray Davis	Burlingame, Californie, USA
Cathy Dodge Smith	Oakville, Ontario, Canada
Tina Guy	Nelson, Nouvelle Zélande
Alma Holden	Alexandra, Nouvelle Zélande
Gale Long	Elkview, West Virginia, USA
Marcia Maust	Berlin, Pennsylvanie, USA
Cinda Osterman	Grand Ledge, Michigan, USA
Gabriela Scholter	Stuttgart, Allemagne
Elisabeth Currie Shier	Oakville, Ontario, Canada
Lawrence Smith, Jr.	Calgary, Alberta, Canada
Lorna Timms	Christchurch, Nouvelle Zélande
Christien Vos	Groningen, Pays Bas
Yvonne Wong	Hong Kong, Chine

Table des matières

Avant-propos

Un jour je rencontrai un magnifique petit garçon. Il avait huit ans ; ses parents l'avaient retiré de l'école parce que, selon ses propres mots : « je suis tellement confus que je suis exténué ». Ils le voyaient se renfermer de plus en plus chaque jour. Ce petit garçon m'a demandé si je pouvais l'aider et j'ai répondu que j'allais essayer.

Il ne fallut pas longtemps avant que mon cœur ne chavire en réalisant que malgré toute ma volonté, ma détermination et mes compétences, je ne pouvais pas l'aider.

J'étais assise en face d'un petit garçon au visage innocent, au sourire d'ange et d'une sagesse au-delà de son âge, mais qui était dans le vide.

Je pouvais le rejoindre dans son vide pour un instant et être avec lui, mais je ne pouvais pas l'amener à participer avec moi dans mon monde, le monde de sa famille, de ses amis et de l'école. Ce monde était trop accablant pour lui.

Je me tournais vers mon mentor Ronald Davis pour lui demander son aide, et il me donna un manuscrit. C'était une feuille de route sur la façon d'aider ce jeune garçon. J'étais médusée par chaque page ; tout prenait un sens, une évidence – pourquoi n'y avais-je pas pensé plus tôt !

Avec le soutien de Ron Davis, je fus capable de m'appuyer sur mon expérience antérieure des méthodes Davis pour la dyslexie et pour les troubles de l'attention. Ma formation et mon expérience passée m'avaient donné le savoir-faire et la plupart des outils dont j'avais besoin, mais Ron m'a donné le cadre et les conseils me permettant de les partager avec un enfant qui habitait un monde intérieur différent. Avec cette nouvelle approche, je vis cet enfant émerger de son monde autistique et nous accompagner dans le nôtre.

Ce fut l'expérience la plus gratifiante que j'ai jamais eue de toute ma vie d'éducatrice. Alors je me suis sentie obligée de continuer ce travail. Je fus capable de faciliter le retour dans le circuit scolaire normal d'autres enfants comme ce petit garçon, de leur faire quitter leurs centres spécialisés pour retourner dans leurs familles, obtenir un emploi et commencer à développer des relations significatives avec leur entourage. J'étais extrêmement satisfaite.

Cependant, je réalisais rapidement que bien que de formidables changements se soient produits dans ces familles, cela n'avait que peu d'impact sur le reste de la population autistique. J'avais reçu un système raffiné et plein d'intuitions, créé par un autiste pour aider d'autres autistes et leurs familles. Ce programme changeait des vies. Il fallait que beaucoup d'autres personnes aient l'opportunité de l'expérimenter.

C'est dans cet objectif qu'est née l'association Davis Autism International, structure qui a pour but de former d'autres personnes aux méthodes Approche Davis® de l'Autisme, afin de permettre à beaucoup plus d'autistes et à leurs familles d'avoir l'opportunité de participer plus pleinement à la vie. À chaque nouvelle participation, il devenait plus évident que ce programme était la clé pour dévoiler tous ces mystères.

Malheureusement, il manquait encore une chose : l'information. L'information pour les personnes pour lesquelles les programmes Davis étaient nouveaux, l'information pour aider à comprendre la simplicité mais aussi de la profondeur de ce travail, pour satisfaire toutes les curiosités et permettre de prendre des décisions éclairées. L'information qui révélerait au grand jour la pièce manquante que j'avais cherchée pendant toutes ces années.

Abigail Marshall, auteure de « Everything Parent's Guide to Children with Dyslexia » (« Guide complet pour les Parents d'Enfants Dyslexique », NdT) et de « When your Child has ... Dyslexia » (« Quand votre Enfant a ... la Dyslexie », NdT), crée à nouveau sa magie. Associée avec Ron Davis, elle a écrit ce livre « L'autisme et les graines du changement ». Ce livre révèle l'essence de notre programme unique l'expliquant d'une façon claire, et répondant aux questions que vous ignoriez vous poser.

Abigail a un don pour expliquer. Elle apporte une autre dimension à un sujet vous permettant de regarder les choses sous différentes perspectives et de faire des liens. Abigail possède un talent pour écrire à destination d'un large public et a écrit un livre pour informer les parents, grands-parents, professeurs et professionnels. Je suis très reconnaissante de pouvoir disposer de cette ressource et je suis sûre que vous le serez aussi.

Oh ! Et pour le petit garçon, huit ans après, il est au lycée, obtenant d'excellentes notes dans une large sélection de matières, il excelle en Théâtre, Français, Anglais et Mathématiques. Ses parents ne s'inquiètent pas pour son avenir et sont ravis de le voir participer pleinement à la vie.

Lorna Timms

Directrice, Davis Autism International

Une note de Ron Davis

Cher lecteur,

J'avais, depuis pas mal de temps, l'envie d'écrire un manuscrit portant un titre comme « *L'autisme, le Don et la Malédiction du véritable génie* ». Cependant, mon âge, ma condition physique évoluant, et beaucoup d'autres centres d'intérêts ne m'avaient pas laissé de temps pour cela.

J'avais espéré qu'un tel travail attirerait l'attention du lecteur vers une perspective différente sur l'autisme. Ce serait la base pour donner le potentiel aux individus autistes d'acquérir les capacités et les compétences pour participer pleinement à la vie. Ce travail devait être « d'expression simple » puisque écrit pour les proches de la population autistique. Mais il devait aussi intégrer une bibliographie pour convaincre la communauté universitaire que c'était un ouvrage sérieux, basé sur une logique et un raisonnement solides, et cohérent avec les découvertes de nombreuses autres personnes.

Initialement, J'avais rédigé un manuscrit appelé « *Nourrir la graine de génie* », qui expliquait la manière de faire ce travail. Néanmoins, ce n'était ni une vulgarisation ni une présentation académique. Ce travail était un véritable guide de travail pour les professionnels expérimentés possédant déjà la connaissance, le savoir-faire et la compréhension sous-jacents aux procédures et aux « outils » dont ils avaient besoin. Mais cela ne correspondait pas aux besoins d'un large public.

S'il fallait produire un nouveau livre, alors j'avais besoin d'aide. Heureusement pour moi, une de mes bonnes amies était exactement la personne adéquate à qui m'adresser. Abigail Marshall publie personnellement des livres. J'avais aussi travaillé avec elle par le passé, cosignant plusieurs articles, de plus elle était parfaitement familiarisée avec tout mon travail. Nous nous connaissons depuis 1995. Elle fait partie du groupe qui est à l'origine de la création de

Davis Dyslexia Association International, à laquelle elle est toujours affiliée.

Il existe de nombreuses personnes à qui je confierais volontiers ma vie, mais seulement quelques-unes à qui je confierais volontiers l'avenir du travail de toute ma vie. Abigail est l'une de celles-ci. En lisant ce livre vous verrez que la confiance n'était pas mal placée et combien j'ai de la chance.

Ron Davis

Préface :
Remarque et conventions de l'auteure

En 2012, on compte 75 professionnels formés travaillant activement avec des enfants et des adultes à l'aide de l'Approche Davis de l'Autisme. Ils travaillent dans plus d'une douzaine de pays, s'adressant à leurs clients dans au moins huit langues différentes. La méthode Davis occupe un créneau distinct et présente un but bien particulier, donnant la possibilité aux individus autistes de combler le fossé entre leur difficulté et la capacité à participer pleinement à la vie. Mais parce que ce programme est nouveau, peu de gens en ont entendu parler et il reste donc largement inconnu du monde professionnel et universitaire.

Des dizaines d'enfants et d'adultes ont terminé toutes les phases du programme et beaucoup d'autres sont en chemin. Aussi il est temps de publier un livre qui va donner aux parents et aux professionnels une source d'informations simples sur cette approche révolutionnaire.

Ce livre n'est pas un manuel d'instructions, et aucun parent, tuteur ou thérapeute ne devrait essayer de l'utiliser comme tel. La meilleure source d'informations pour quiconque veut travailler directement avec un individu autistique est de rechercher l'accompagnement d'un Coach professionnel Davis.[1] Toutefois, ce livre devrait fournir au lecteur les informations fondamentales dont il a besoin pour comprendre le rôle que ces professionnels jouent en guidant leurs clients autistes vers l'autonomie.

Les praticiens ou accompagnateurs de l'Approche Davis de l'Autisme sont compétents, créatifs, patients et hautement expérimentés. En plus de leur formation approfondie, ils apportent leur propre perception et ouverture d'esprit à leur travail, ce qui ne peut être ni enseigné ni expliqué dans un livre. Le « guide pratique » du programme est actuellement disponible sous forme de coaching.

---

1   Les professionnels sont disponibles par l'intermédiaire de Davis Autism International (DAI) [Site internet : www.davisautism.com]

Des offres complémentaires telles que des supports vidéos et des ateliers pour les parents sont en cours de développement.

Dans ce livre, j'emploie le mot « autisme » en général pour parler de n'importe quelle manifestation du spectre autistique. Ce terme inclut l'autisme classique, à n'importe quel niveau fonctionnel ; le syndrome d'Asperger ; les troubles envahissants du développement ; et toute autre étiquette de diagnostic communément attribuée au spectre autistique. Je procède ainsi en partie parce que les catégories et les étiquettes courantes sont susceptibles de changer avec la publication anticipée du DSM V en 2013.[2]

Toutefois, j'ai choisi aussi de ne pas utiliser les initiales TSA (Troubles du Spectre Autistique). Je trouve que le mot « trouble » inclus dans les initiales pourrait être analysé comme désobligeant ou péjoratif. Je ne considère pas « l'autisme » comme une maladie nécessitant un traitement, mais plutôt comme un système complexe de traits de caractère individuels. Certains de ces traits sont franchement débilitants, mais d'autres peuvent être charmants et même inspirer du respect. De nombreux traits ne sont que de simples caractéristiques qui parviennent à s'intégrer dans la personnalité de l'individu, un reflet de sa propre nature intérieure et de son expérience de la vie. Le terme « autisme » tel qu'il est employé dans ce livre englobe le tout, le bon et le mauvais, les forces et les faiblesses. Ce livre traite d'une approche spécifique adaptée aux personnes autistiques pour les aider à surmonter leurs faiblesses, sans diminuer ni désavouer de quelque façon que ce soit leurs forces.

J'utilise parfois le terme *autiste* pour désigner une personne présentant les caractéristiques de l'autisme. Je le fais parce que *autiste* est un nom qui peut s'appliquer aussi bien à un enfant qu'à un adulte. Je n'ai pas l'intention d'exprimer quelques conclusions que ce soit sur la personne elle-même ni sur la nature de l'autisme par le choix de mes mots. Je crois que chaque « autiste » est une

---

2   Avec la proposition courante, le diagnostic de l'Asperger sera abandonné et toutes les formes d'autisme seront réunies sous l'étiquette « Troubles du spectre autistique » (American Psychiatric Association 2011)

personne unique qui n'est ni définie par son seul autisme ni déterminée par son autisme.

Pour des raisons de cohérence grammaticale, quand je ferais référence à une personne autistique ou à un client Davis générique, j'emploierai le pronom masculin « il ». Quand je ferais référence de façon générique à un adulte qui travaille ou vit avec des individus autistes, tel qu'un parent, un thérapeute ou un facilitant, j'emploierai le pronom féminin « elle ». C'est simplement une convention grammaticale adoptée pour éviter la confusion.

Ce livre parle principalement de Ronald Dell Davis, le fondateur de l'Approche Davis de l'Autisme. Généralement je ferai référence à monsieur Davis par les mots « Ron Davis » ou « Ron » lorsque je rapporterai les choses qu'il a faites ou expérimentées en tant qu'individu, et j'emploierai le nom de famille « Davis » seul principalement pour faire référence aux méthodes qu'il a développées, ou à ses théories et ses idées en relation avec ces méthodes. En d'autres termes, « Ron » est la personne qui a inventé et inspiré les méthodes « Davis » dont il est question dans ce livre.

De façon similaire Davis® et L'Approche Davis® de l'Autisme sont des marques déposées en propre par Ron Davis. Cela signifie que ces méthodes ne peuvent être publiées ni offertes dans un contexte commercial (contre rémunération) sans une licence, et la licence ne peut s'obtenir qu'après une formation et expérimentation intensive. La plupart des procédures spécifiques décrites dans ce livre ont aussi des noms spécifiques déposés.

Les professionnels Davis qui ont terminé le rigoureux programme de formation requis pour la licence sont désignés sous le nom « Facilitante / Coach ». Faciliter c'est travailler face à face avec le client autiste ; coacher est le terme employé pour travailler séparément avec un parent ou un tuteur qui, en retour, va travailler avec un client autiste ou avec un membre de sa famille. Dans ce livre, je ferai généralement référence à de tels professionnels sous le nom de « facilitantes », et j'utiliserai ce terme *uniquement* pour les personnes licenciées délivrant un programme « Approche Davis de l'Autisme ». [3]

Enfin, tout au long de ce livre je raconterai de nombreuses anecdotes et rapports communiqués par les facilitantes Davis, par les parents et même directement par les personnes autistiques qui ont bénéficié du programme Approche Davis de l'Autisme. Je nommerai les professionnels Davis par leur nom entier, mais j'ai choisi d'adopter des pseudonymes pour citer les autistes et les membres de leurs familles, afin de préserver leur vie privée.

Abigail Marshall

---

[3]   La fonction d'une facilitante Davis ne doit pas être confondue avec l'idée d'une « communication facilitée », une thérapie controversée pour l'autisme dans laquelle un « facilitant » fournit une assistance écrite à une personne autiste non communicante. Les facilitantes Davis délivrent un processus d'apprentissage interactif, avec des étudiants qui sont habituellement communicants, et qui, dans tous les cas, ont des compétences claires de réception du langage avec au moins la capacité de communiquer effectivement à l'aide de gestes à défaut de mots ou de phrases complètes.

L'autisme et les graines du changement

Chapitre 1

La perspective Davis sur l'autisme

Le but du programme de l'Approche Davis de l'Autisme est de donner la capacité de participer pleinement à la vie aux individus ayant des caractéristiques du spectre autistique. Le programme est conçu pour fournir le noyau des compétences, la compréhension et la confiance dont une personne a besoin pour évoluer en toute indépendance, à la fois vers ses propres buts dans la vie, comme l'éducation et la carrière, et pour ses relations et son intégration dans la société avec les autres. Ce but est obtenu par une combinaison d'outils d'autorégulation pour améliorer la concentration mentale, associés à une série de leçons de concepts de vie, présentés de manière douce, participative et progressive qui favorise la maîtrise complète et l'intégration de concepts spécifiques.

Bien que la méthode Davis inclue des techniques capables d'aider potentiellement de petits enfants ou d'autres individus profondément autistes, le programme décrit dans ce livre n'est pas conçu pour une intervention précoce. Il s'adresse plutôt de façon générale à des enfants plus âgés, des adolescents et des adultes qui ont une bonne capacité de compréhension langagière. Le client Davis typique aura sept ans ou plus, avec un niveau de fonctionnement allant de modéré à haut.

Le programme Davis n'est pas destiné à « guérir » l'autisme, mais plutôt à donner aux individus autistes l'éducation et les outils nécessaires pour évoluer dans le monde qui les entoure. Le programme Davis occupe un créneau à part et comprend quelques éléments semblables à ceux d'approches développementales de l'autisme et des thérapies comportementales, mais avec un autre fondement théorique ainsi qu'une méthodologie unique.

Davis se distingue des autres programmes par le fait que c'est en fin de compte la personne qui suit le programme qui le dirige, contrairement aux autres programmes où c'est le thérapeute ou la facilitante qui guide et dirige. Philosophiquement, le programme Davis est un voyage d'auto-exploration, d'auto-découverte, d'auto-actualisation et finalement d'autonomisation.

Le programme Davis est efficace parce qu'il est ancré dans l'expérience autistique et qu'il fournit aux individus les outils fondamentaux nécessaires pour créer le changement dans leurs propres vies. La facilitante Davis plante les graines qui permettront ce changement, mais la croissance qui en résulte est naturelle et nourrie par les capacités innées et les inclinations des individus.

Dans son essence, l'autisme n'est pas une déficience cognitive ou intellectuelle, mais une déficience d'intégration. L'autiste n'a pas été capable d'intégrer les nouvelles informations et expériences dans sa vie et son être de la même façon que les individus non-autistes ou neurotypiques. Lorsqu'un autiste grandit et se développe, il expérimente son monde d'une manière totalement différente, ce qui crée des obstacles car il ne développe pas tout un ensemble de pensées et de comportements que le monde non-autiste considère comme allant de soi. Davis donne à l'autiste les éléments qui lui manquent, d'une façon simple et directe, naturelle pour son style inné d'apprentissage. Ces éléments lui ouvrent la voie pour une pleine intégration de la connaissance, du savoir-faire et de la compréhension nécessaires pour naviguer avec succès dans la vie.

Les racines du programme de l'autisme

Ronald Dell Davis développa son programme de l'autisme comme une extension et un prolongement de son travail antérieur et pionnier dans le domaine de la dyslexie. Bien qu'il n'y ait pas de relation directe entre l'autisme et la dyslexie, on a demandé à Ron Davis et à ses collègues de travailler avec des clients autistiques dès le tout début du programme de dyslexie. Comme le programme de dyslexie n'était pas destiné à l'autisme, la réussite avec les clients autistiques était sporadique et ne correspondait pas complètement à leurs besoins, mais ce programme fournissait un socle d'expériences sur lequel construire quelque chose. Les outils de base Davis ne dépendent pas d'une étiquette particulière, telle que « l'autisme » ou « la dyslexie », mais sont plutôt des moyens efficaces convenant à tout apprenant. Cependant, pour coïncider avec les besoins exceptionnels des clients autistes, un nouveau programme destiné spécifiquement à l'autisme a été développé.

Ron Davis a ouvert le Reading Research Council Dyslexia Correction Center (Association de Recherche sur la Lecture, Centre de Correction de la Dyslexie, NdT) en 1981, embauchant et formant des conseillers pour l'aider dans son travail avec les clients au fil des années. En 1994, après avoir travaillé avec plus d'un millier de personnes, Ron publia la première édition de son livre révolutionnaire, « *Le don de dyslexie : comment certaines personnes des plus intelligentes ne savent pas lire ... et comment elles peuvent apprendre* ». Le livre rencontra un succès immédiat et créa une énorme vague de demandes pour le programme novateur Correction de la Dyslexie Davis. En s'associant avec d'autres éducateurs, Ron développa un programme de formation professionnelle conduisant à la certification et donnant une licence à des centaines de facilitantes et de facilitants de Correction de la Dyslexie Davis. [4]

Les facilitantes Davis étaient confrontées à de nombreux clients qui se trouvaient sur le spectre autistique. Certains ont pu être aidés par le programme de dyslexie, d'autres ont dû être refusés. Mais la base de connaissances à en extraire s'était accrue. Au lieu d'un centre basé aux États-Unis, il y avait des centaines de facilitantes qualifiées et expérimentées réparties dans le monde. Beaucoup expérimentaient avec des clients autistes et partageaient leurs comptes rendus anecdotiques avec Ron et leurs collègues.

Dans la première décennie du 21ième siècle, un noyau de facilitantes hautement motivées et expérimentées était prêt à

---

4   Une liste complète des facilitants licenciés de Davis Dyslexia Correction est disponible à l'adresse : http://www.dyslexia.com/providers.htm Les noms des personnes qualifiées pour délivrer le programme Davis Autism Approach sont aussi à l'adresse http://davisautism.com/contact_facilitator.htm

travailler avec des clients autistes, et un programme nouvellement créé fut lancé et piloté. En 2007, Ron réunit une douzaine de facilitantes pendant une semaine de retraite à Kaikoura en Nouvelle Zélande afin de détailler les protocoles spécifiques pour un programme standardisé de l'Approche Davis de l'Autisme. Chacun des participants avait une grande expérience du travail avec les méthodes Davis dans une diversité de contextes, incluant des clients autistes. Toutefois, les buts d'un programme pour l'autisme étaient nébuleux, la succession et le moment d'introduction des différents concepts étant laissés au jugement individuel et à la créativité des facilitantes. À Kaikoura, le groupe définit la séquence spécifique et les protocoles pour le programme de l'Approche Davis de l'Autisme – un nouveau début spécifiquement organisé pour répondre aux besoins des enfants, des adolescents et des adultes relevant du spectre autistique.

Le point de vue Davis sur l'autisme

Ron Davis est né dans l'Utah en 1942 et fut étiqueté « Bébé Kanner » dès l'enfance. Le docteur Léo Kanner utilisa en premier le terme « autisme » pour décrire le syndrome qu'il avait observé sur ses patients dans une publication en 1943. Ainsi Ron vint au monde avant même le mot « autisme ».

Ron présentait clairement une forme sévère et classique d'autisme. Il a écrit :

> *« Ma mère me raconta qu'étant enfant, un quelconque contact physique de sa part déclenchait une crise. Même lorsqu'elle essayait de me nourrir, j'essayais de hurler et de téter en même temps. Elle avait si peur que je m'étouffe qu'elle a dû trouver un moyen de me nourrir sans me toucher »* [5]

---

5   Davis, Nurturing the Seeds (Nourrir les Graines NdT) Mai 2009

Ron a commencé à émerger de son état autistique dans la seconde décennie de sa vie. Avec l'aide d'une orthophoniste dévouée à la fin de son adolescence, il est devenu un adulte autonome.

Depuis ces années, la compréhension usuelle et les critères de diagnostic de « l'autisme » ont été élargis pour inclure d'autres manifestations du modèle sous-jacent, comme le syndrome d'Asperger et d'autres combinaisons de symptômes connus maintenant pour faire partie du spectre autistique.

La méthode Davis est orientée vers le traitement d'un *problème* spécifique (ou un ensemble de problèmes) plutôt que vers un diagnostic. Pour les objectifs de ce programme, l'autisme pourrait être décrit comme *l'échec à développer un comportement suffisant pour que la personne puisse créer et entretenir des relations sociales.* [6]

Avant qu'un individu puisse interagir efficacement avec les autres, il doit d'abord développer une compréhension de *soi*. Il doit aussi avoir la capacité de donner un sens à son monde et pouvoir s'y mouvoir. Avant qu'un autiste puisse réussir à entrer en relation avec les autres, il doit être sur un pied d'égalité avec ses pairs.

Bien évidemment, un autiste peut avoir tout un éventail d'autres symptômes et de problèmes qui ne sont pas directement reliés à ses compétences en relations sociales. L'autisme est aussi généralement accompagné de problèmes mentaux divers qui peuvent ou non être reconnus comme tels par ceux qui sont en contact avec l'autiste. [7] Aussi serait-il inapproprié de voir le programme Davis comme un « remède » pour l'autisme. Le but du

---

6   Cette définition correspond pratiquement à la description originale de Kanner de l'autisme comme « une incapacité innée d'instaurer le contact affectif avec les autres, habituel et biologiquement défini ». (Kanner, Autistic Disturbances of Affective Contact 1943, 250)

7   Voir, par exemple, (Dawson, Soulières et al. 2007) (Dawson, Mottron and Gernsbacher, Learning in Autism 2008) (Soulières, Dawson and Samson, et al. 2009) (Mottron 2011)

programme n'est pas d'éliminer ce qu'on appelle « l'autisme » mais plutôt de donner à l'individu les capacités de développer les compétences nécessaires pour participer pleinement à la vie.

De même, la méthode Davis ne peut pas être vue comme un effort pour éliminer ou changer des comportements non désirés. Davis croit que lorsque la raison d'un comportement est éliminée, le comportement lui-même cesse d'exister. Cela signifie qu'un comportement qui est une réponse compulsive à l'incapacité pour l'autiste d'affronter son environnement régresse lorsqu'il acquiert la capacité de comprendre et de contrôler son monde. Par exemple, les crises autistiques sont susceptibles de disparaître avec le temps après un programme Davis.

Toutefois certains comportements autistiques peuvent rester, simplement parce que l'individu autiste ne veut pas ou n'a pas besoin de changer ces comportements. Par exemple, une jeune femme a écrit après un programme Davis :

> « Ce programme marche tellement bien que les gens ne me croient plus lorsque je leur dis que je suis Asperger. Mais il n'y a pas que cela, je me sens plus libre de satisfaire en toute « sécurité » mes manies d'Asperger. Maintenant je me balance d'avant en arrière et j'agite mes mains non pas parce que je suis affolée mais parce que c'est drôle et que j'aime faire cela ! Je n'ai pas à avoir peur que les trous noirs de mon mental me reprennent et m'engloutissent simplement parce que je me comporte en Aspie. Il y a de la joie dans ma vie et je suis en sécurité. » [8]

Le programme Davis va donner à l'autiste un niveau de conscience de soi plus élevé, ainsi qu'une conscience de son environnement et des personnes qui y vivent. Alors très vraisemblablement l'individu qui a suivi le programme Davis va

---

8   Posté sur un groupe Facebook le 1° août 2009. Récupéré sur
     https://www.facebook.com/groups/6567263146/ 26 février 2012

commencer à contrôler les comportements qui semblent perturber ou bouleverser les autres. La jeune femme qui a posté au sujet de ses « manies d'Aspie » a été capable aussi après son programme d'obtenir et d'occuper un poste nécessitant de travailler avec le public, elle a donc probablement développé une compréhension du lieu et du moment adéquat pour se balancer et agiter les mains.

Mais son commentaire illustre une démarche clé par laquelle le programme Davis diffère de beaucoup d'autres. Il ne fait aucun doute que le comportement de l'individu après un programme Davis peut changer et va changer de façon significative, mais ce changement sera toujours piloté de l'intérieur.

Le but d'un programme Davis pour l'autisme n'est pas de « réparer » l'individu, mais plutôt de le rendre capable de fonctionner d'une nouvelle manière, d'ouvrir une porte qui avait été fermée auparavant. Une partie du processus consiste à s'attaquer au blocage sous-jacent inhérent à la façon dont le cerveau autistique fonctionne ; en d'autres termes, à enseigner à l'individu autiste une autre façon d'utiliser son cerveau, de manière consciente. Le reste du processus consiste à fournir un ensemble organisé et cohérent de concepts qui fournissent les leçons de vie manquées par ces individus à cause de leur état mental autistique.

Structure du programme Davis

Parlant de son propre autisme, Ron Davis déclare :

« Longtemps avant de commencer à travailler avec l'autisme ou d'en avoir une quelconque compréhension, je pensais à moi comme étant venu d'un vide. Mon sens du vide n'était pas d'exister en tant qu'individu, mais d'exister comme tout et rien en même temps. Je n'avais pas la sensation d'être un individu, donc il n'y avait pas de "moi". Il n'y avait rien pour me donner la sensation d'identité. Sans un "moi", il n'y avait aucune fondation pour la mémoire ou la connaissance.

> *D'une manière ou d'une autre – par pure chance ou par la grâce de Dieu – vers l'âge de neuf ans j'ai commencé à m'individualiser, me développer et sortir de l'état d'oubli – sortir du vide. Avec le recul, je peux voir qu'il y a un retard d'environ onze ans dans mes premiers développements. Toujours avec le recul, je peux voir qu'il m'a fallu traverser trois phases pour devenir un être humain. Premièrement, je devais m'individualiser, je devais arrêter d'être à la fois tout et rien pour devenir juste une seule chose – mon corps. Deuxièmement, je devais développer une **identité** pour ce que j'étais devenu. Et troisièmement, j'ai dû m'adapter au monde des êtres humains.»* [9]

Le programme de l'Approche Davis de l'Autisme est conçu pour suivre ces trois étapes de développement que Ron a identifiées dans sa propre vie : l'individuation, le développement de l'identité et l'adaptation. La troisième phase (adaptation) est maintenant dénommée intégration sociale.

La première étape – *l'individuation* – peut être soit l'étape la plus facile soit la plus difficile du programme. Elle est potentiellement très facile car elle implique l'enseignement de techniques mentales simples qui donnent à l'individu le contrôle sur ses perceptions, son attention, sur ses niveaux d'humeur et d'énergie. Elle est potentiellement difficile à cause des obstacles à la communication qui existent souvent chez un individu autiste.

Chacun des outils mentaux de Davis est facile à apprendre pour un individu qui comprend le langage de la facilitante, et qui est réceptif à ses efforts. Mais de nombreux individus autistes ont de graves lacunes de langage et sont méfiants ou réticents face aux efforts des autres pour les atteindre. Les professionnels Davis ont reçu une formation qui inclut des techniques spécifiques pour augmenter la probabilité qu'un autiste les accepte et leur réponde.

---

9   Davis, Nurturing the Seeds Mai 2009,

Même si l'autiste s'est montré résistant aux approches venant d'autres thérapeutes ou tuteurs qui ont essayé de l'atteindre dans le passé, il existe une forte probabilité pour qu'il accepte la facilitante. Par exemple, les facilitantes savent s'abstenir d'essayer d'établir un contact direct ou de soutenir un contact visuel direct lors de l'entretien initial, car beaucoup d'autistes trouvent ces actions terrifiantes et réagissent en se renfermant. [10]

Les deux étapes suivantes de la démarche Davis sont plus directes. Quelqu'un qui s'est individué sera prêt au point de vue fonctionnel pour travailler avec une facilitante, aussi le reste du programme se focalise-t-il sur la présentation d'une série de leçons de concepts. Ces leçons donnent à l'individu un cadre pour comprendre le monde qu'il habite et la place qu'il y occupe. Pour la plupart, ce sont des concepts qu'un enfant au développement typique apprend naturellement au quotidien, par le jeu et par les interactions avec les autres. Mais l'individu autiste a raté cette opportunité à cause des expériences mentales et des perceptions différentes de son monde.

La phase du *développement de l'identité* est typiquement la plus longue, parce qu'elle contient une longue série de leçons à parcourir et chacune doit être parfaitement maîtrisée. À travers une démarche nommée Maîtrise des concepts Davis, l'autiste est guidé pour modeler en pâte une série de concepts – par exemple le concept de *changement* ou des concepts tels que *avant* et *après*. Conjointement avec le modelage en pâte de chaque concept, l'autiste passera du temps avec la facilitante pour explorer chaque concept dans l'environnement, comme rechercher et discuter des exemples de *changement*, de *avant*, de *après*. La série de concepts soigneusement structurée commence avec les idées les plus simples

---

10 Ceci est une illustration de la différence philosophique entre la démarche Davis et d'autres approches telles que : Applied Behavior Analysis (ABA), Discret Trial Training (DTT), ou Relationship Development Intervention (RDI), qui insistent sur les stratégies pour contraindre et renforcer le contact visuel. Une facilitante Davis doit éviter toute tentative pour forcer un comportement qui est inconfortable pour un autiste, puisque le but est de rechercher l'acceptation de manière perçue comme rassurante et non menaçante par le futur client.

puis prend appui sur celles-ci pour élaborer des idées plus complexes. Le développement de l'identité culmine avec le concept de *responsabilité*, car le but final est de donner à l'individu la capacité d'assumer la responsabilité de sa propre vie.

Évidemment, cela ne signifie pas qu'un autiste de 12 ans qui a terminé la seconde phase du programme sera en état d'aller gagner sa vie. Mais l'enfant aura progressé au point de comprendre le concept d'exercer la responsabilité. Cette compréhension sera entraînée et développée au fur et à mesure de sa croissance en l'autorisant à exercer sa responsabilité dans des domaines de sa propre vie, appropriés à son âge. Par exemple, pour un enfant la première étape est souvent de devenir responsable de l'ordre dans sa chambre à coucher.

Il y a souvent un laps de temps de quelques semaines ou quelques mois entre la deuxième et la troisième phase du programme, afin de donner à l'individu le temps de mettre en pratique les nouvelles compétences qu'il vient de découvrir et d'expérimenter le monde avec sa conscience nouvellement acquise. Cependant, la phase finale ne prend pas trop de temps, et peut être terminée en un jour ou deux lorsque le client se sent prêt. Comme la phase précédente, *l'intégration sociale* repose sur le modelage en pâte des concepts de base. Dans cette phase, les concepts sont spécifiquement orientés sur la relation de soi-même aux autres, et développent tout un ensemble de concepts sociaux qui peuvent être utilisés pour guider les relations futures. Cela ne consiste pas à apprendre les compétences sociales, comme serrer la main, regarder la personne à qui l'on s'adresse ou se rappeler de dire « s'il vous plaît » et « merci ». L'autiste explore plutôt les types de relations qui existent entre les gens et parmi les gens ; comme les relations basées sur la *confiance* comparées aux relations basées sur les *règles*. À la fin de cette étape, l'individu aura acquis le schéma analytique et la perspicacité lui permettant de diriger ses relations dans la vie et de faire des choix judicieux pour former des relations et des amitiés.

Actuellement, le programme de l'Approche Davis de l'Autisme est délivré par des facilitantes licenciées Coach/Facilitant Autisme Davis qui travaillent directement avec un individu autiste ou bien forment un parent ou une autre personne tutrice aux différentes étapes du travail avec l'autiste. Le matériel utilisé par les parents ou les tuteurs pour le travail à domicile est inclus dans les deux types de programme.

Les éléments fonctionnels de l'autisme

Davis considère l'autisme et sa cause comme étant fonctionnelle. Plutôt que d'essayer de résoudre le mystère de ses racines biologiques, médicales, génétiques ou neurologiques, Davis s'intéresse au monde intérieur et à l'expérience des individus autistes. Que ressentirait-on si l'on était dans la tête d'un individu autiste ? Qu'y a-t-il de différent dans les pensées et dans les sensations d'un autiste qui l'empêche de développer les compétences de la vie qui semblent naturelles aux enfants ordinaires ?

Chaque individu autiste est différent. Cette observation est particulièrement vraie depuis que les éducateurs et les professionnels du monde médical ont élargi leurs vues au fil des ans pour inclure une large gamme de symptômes sous le vocable d'autisme. Des individus qui n'auraient pas été considérés comme autistes il y a 10 ou 20 ans sont maintenant largement reconnus comme tombant dans la catégorie du spectre autistique. Plus d'individus que jamais avec une gamme plus étendue de caractéristiques de comportements et d'apprentissages sont maintenant dits autistes.

Mais il existe des points communs qui peuvent être vus comme étant à la base de la compréhension de l'autisme en fournissant également une démarche significative pour le traitement et la thérapie.

L'autisme est développemental

Les manifestations du spectre autistique apparaissent durant la première enfance, comme quelque chose avec laquelle l'enfant est né ou bien qu'il acquiert dans son jeune âge, le plus communément manifesté avant l'âge de trois ans. (Un enfant plus âgé ou un adulte victime d'un traumatisme ou d'une maladie grave peut montrer des comportements similaires, mais sera normalement diagnostiqué pour autre chose que l'autisme.)

Les individus autistes manquent d'une Orientation Stable

« L'orientation », telle que définie par Davis, est *l'état dans lequel les perceptions mentales sont en accord avec la réalité et les circonstances de l'environnement.* Un individu *orienté* est capable de focaliser volontairement son attention, pour donner du sens à son environnement, filtrer et évacuer les pensées, les sensations et les perceptions qui le distraient.

Un individu autiste n'est pas capable de maintenir un état continu d'orientation pendant le temps éveillé. Soit l'individu passe une bonne partie de sa vie dans un état *désorienté*, soit il est absolument incapable de s'orienter, état qui pourrait être décrit comme *non-orienté*. « La désorientation » est simplement le contraire de l'orientation ; c'est l'état cérébral lorsque les perceptions mentales ne sont pas en accord avec les faits réels et les conditions de l'environnement.

Les individus autistes ont des lacunes dans la compréhension conceptuelle de leur monde

Comme résultat direct de son manque d'orientation stable, un enfant autiste va expérimenter le monde différemment d'un enfant au développement classique. Ses perceptions visuelles, auditives, de l'équilibre et du toucher seront toutes limitées ou exagérées. Ainsi l'enfant autiste ne fera pas les mêmes observations, ni ne sera capable de tirer les mêmes déductions des expériences. Parce que chaque individu est différent, les lacunes conceptuelles peuvent être différentes d'un individu à l'autre. Le résultat de ces lacunes et de ces incohérences perceptuelles est que l'autiste expérimente le monde comme étant imprévisible, confus et effrayant.

Une solution aux limitations fonctionnelles de l'autisme

Avec ce point de vue sur l'autisme, il existe une solution directe en deux parties. Premièrement, l'individu a besoin d'être pourvu de la capacité de maintenir une orientation stable, dans laquelle ses diverses perceptions sont en harmonie les unes avec les autres tout en étant en accord avec les conditions réelles de l'environnement. Ensuite, une fois que la compétence d'établir et de maintenir l'orientation est acquise, l'individu a besoin d'apprendre et d'explorer ces concepts de la vie qui sont nécessaires pour donner du sens au monde et y trouver sa place. Avec une compréhension conceptuelle, le monde n'est plus vu comme imprévisible et chaotique, et la sensation d'anxiété et de peur de l'individu se dissipe.

Le programme de l'Approche Davis de l'Autisme est en mesure d'apporter à l'individu ces deux éléments : l'orientation et les concepts. Procéder ainsi comble les lacunes du développement, rendant finalement l'individu autiste apte à fonctionner avec compétence et autonomie, et à participer pleinement à la vie.

Qu'un individu soit encore autiste ou non dépend de la façon dont on voit et dont on définit le mot « autisme ». Si l'on regarde l'autisme à travers le prisme de ses aspects les plus invalidants, alors le programme Davis éliminera la cause de ces invalidités, et dans cette mesure l'autisme aura été corrigé. Toutefois, rien dans le programme Davis ne porte atteinte en aucune façon aux dons et talents que l'individu peut posséder, ni à la perspective unique qu'il peut avoir acquise de son expérience autistique. L'enfant autiste qui était fasciné par les trains et les horaires des trains peut continuer à nourrir cette fascination. Ou peut-être va-t-il évoluer et développer des centres d'intérêts plus vastes. Le programme Davis ouvre une nouvelle porte sur la vie, mais ne ferme pas la porte du passé ni ne porte atteinte à l'esprit de l'individu.

Chapitre 2

Comment furent développés les outils Davis

Bien que ce soit un nouveau programme, le programme de l'Approche Davis de l'Autisme est basé sur plus d'un quart de siècle de pratique, d'expériences de terrain avec des individus autistes aussi bien qu'avec des individus présentant une grande diversité d'autres difficultés d'apprentissage et de comportement. L'histoire personnelle de Ron Davis avec l'autisme ne l'avait doté d'aucune capacité particulière pour aider les autres, mais lui donnait l'intuition qui vient d'une expérience partagée. Il bénéficiait aussi du recul sur le sujet, le rendant capable de structurer une démarche basée sur les étapes qu'il avait lui-même achevées pour devenir un adulte compétent et autonome.

Enfance et jeunesse de Ron Davis

Ron Davis n'a que de vagues souvenirs des dix premières années de sa vie. Il décrit habituellement sa première enfance comme étant « *dans le vide* », existant « *comme tout et rien en même temps* ».

Mais Ron sait vraiment que ses premiers pas pour émerger de ce vide ont nécessité la construction d'une représentation de son monde en pâte à modeler. Il écrit :

> « *Quelque part dans le vide de l'autisme, j'ai découvert qu'en mélangeant la terre et l'eau ensemble dans une flaque d'eau, au fond du jardin, je pouvais faire quelque chose de collant et de doux. Cette substance pouvait prendre n'importe quelle forme que je voulais. La terre au fond de notre jardin était une glaise élastique et rouge. Si vous la laissiez sécher complètement, elle conservait longtemps sa forme.* »[11]

---

11   Davis, Red Dirt and Water (de la Terre Rouge et de l'Eau, NdT) 1977

Au début il utilisait la glaise pâteuse pour former des objets qu'il convoitait. Ses frères avaient le droit de posséder des canifs et des montres. La seule fois où il a pu tenir un vrai canif, il faillit se couper un doigt. Sans le concept de temps, il n'avait pas la moindre idée de l'utilité d'une montre-bracelet. Mais c'étaient des objets qui lui étaient interdits et que ses frères possédaient et utilisaient, aussi les voulait-il. Ron fabriqua lui-même un canif en glaise, puis un autre, il fabriqua lui-même des montres avec de la glaise et des ficelles. Il conservait chaque nouveau canif dans sa poche jusqu'à ce qu'il s'émiette, et sa montre attachée au poignet jusqu'à ce qu'elle casse, et alors il en façonnait une autre.

À l'âge de 12 ans, il fut étiqueté comme « attardé mental inéducable » et l'école abandonna ses efforts pour l'éduquer. Mais d'une façon ou d'une autre sa curiosité s'était éveillée pour les lettres de l'alphabet disposées sur une banderole sur un mur de la salle de classe, et il commença de lui-même à fabriquer des modelages de ces lettres en glaise. Finalement il a façonné et mémorisé chaque lettre de l'alphabet avec son nom. Lorsqu'on lui demandait de réciter l'alphabet, il pouvait nommer toutes les 26 lettres, mais dans l'ordre aléatoire dans lequel il les avait modelées. Plus tard, il entreprit d'apprendre la bonne succession des lettres lorsqu'elles sont rangées dans l'ordre alphabétique.

À l'âge de 17 ans, Ron repassa des tests. Étonnamment, son QI atteignit 137, nettement au niveau des gens doués. À ce moment-là il commença à travailler avec une orthophoniste, Dr Meredith Evans, et bénéficia d'un tuteur pour l'aider à apprendre à lire. L'orthophonie a bien fonctionné. Mais pas l'enseignement de la lecture, et on a dit à Ron qu'il n'apprendrait probablement jamais à lire ni à écrire à cause de lésions cérébrales au moment de la naissance.

Ron écrit,

> « Quand j'ai appris à parler, les mots ont fait leur entrée
> dans mon univers, c'est ainsi que lorsque je modelais une

idée, je modelais aussi son nom. Entre 17 à 27 ans, j'ai créé plus d'un millier d'idées et de mots en pâte à modeler. À 27 ans, j'avais un QI de 167. »[12]

Bien que Ron ne sache pas lire, il avait la bosse des mathématiques, en association avec des compétences visuo-spatiales exceptionnelles. Étant enfant, Ron manifestait des qualités semblables à celles de savants, capable de donner les réponses correctes à des problèmes de trigonométrie complexe, bien qu'il n'eût pas la moindre idée de la manière dont il était parvenu à la réponse ; une représentation visuelle de la réponse jaillissait simplement dans sa tête alors qu'il entendait la question. Toutefois, sa mère était terrifiée à l'idée que son fils soit étiqueté comme une sorte de monstre de la nature, de quelque manière, elle décourageait les efforts pour reconnaître ou développer ce talent.[13]

Ces compétences savantes n'ont pas survécu à l'acquisition du langage par Ron, mais son affinité première pour les mathématiques persista, ouvrant la porte à une carrière orientée vers la technique. Dans les années 1960, au sommet de la guerre froide et de la course

---

12   (Davis Red Dart and Water 1997) L'augmentation des scores du QI peuvent être une image de l'inadéquation des instruments disponibles à cette époque pour mesurer le QI ainsi que l'émergence de l'intelligence de Ron à l'adolescence ou au début de l'âge adulte. Des recherches en cours montrent que les enfants et les adultes autistes et Asperger augmentent significativement leurs scores lorsque le QI est évalué à l'aide du test non verbal Raven's Advanced Progressive Matrices, comparé à l'échelle Weschler. La divergence (en moyenne de 30 percentiles pour le groupe autistique) signifie que beaucoup d'enfants reconnus pour avoir une intelligence en dessous de la moyenne avec les tests traditionnels ont une intelligence significativement au-dessus de la moyenne avec le test de Ravens. (Dawson, Soulières et al. 2007) (Soulières, Dawson and Gemsbacher, et al. 2011)

13   Durant l'enfance de Ron, le terme « savant » avait été couplé au terme « idiot ». Malheureusement, pendant la plus grande partie de la seconde moitié du vingtième siècle, c'était une pratique commune aux éducateurs et aux thérapeutes que d'essayer de supprimer plutôt que d'encourager les talents inhabituels rencontrés chez les très jeunes autistes, car il était supposé que le développement de telles capacités reflétait une pathologie mentale et jouait un rôle empêchant le développement normal. Voir (Dawson, Soulières et al. 2007) (Dawson, Mottron and Gemsbacher, Learning in Autism 2008)

à l'espace, l'industrie aérospatiale était avide d'embaucher et de former des techniciens qualifiés et Ron réussit bien la formation pratique offerte. Il excellait pour les mesures de précision, et était aussi impliqué dans les nouveaux usages des instruments optiques et dans la conversion d'anomalies électroniques en mesures de dimensions physiques. Finalement il obtint le rang d'ingénieur certifié spécialiste des essais non destructifs dans l'industrie du missile guidé. Ainsi il eut un emploi rémunéré pendant de nombreuses années, jusqu'à ce qu'il soit finalement promu à des niveaux où les capacités de lecture et d'écriture devenaient plus importantes. Finalement il ne lui fut plus possible de faire face aux demandes écrites dans son travail, ni de continuer à simuler dans les situations nécessitant des capacités littéraires, et Ron se dirigea vers d'autres activités.

Une solution à la dyslexie

En 1980, à l'âge de 38 ans, Ron Davis eut une illumination soudaine sur sa propre dyslexie. Son intuition le conduisit à une découverte qui lui permit finalement d'aider des milliers d'enfants et d'adultes présentant une grande diversité d'obstacles à l'apprentissage, fournissant aussi une entrée pour travailler avec les clients autistes.

Ron savait que les symptômes de sa dyslexie variaient selon les moments, et il avait observé une corrélation tandis qu'il travaillait à sa nouvelle vocation de sculpteur. Quand il sculptait, il avait remarqué que lorsqu'il était au mieux du côté artistique, il était au pire du côté dyslexique.

En tant qu'ingénieur, il raisonna que si la dyslexie pouvait devenir pire, alors il devait bien y avoir un moyen de l'améliorer. Manifestement il faisait en sculptant quelque chose avec son cerveau qui aggravait sa dyslexie, aussi il commença par auto surveiller ses pensées pendant qu'il sculptait. Il se rendit compte qu'il changeait couramment sa perspective mentale afin de visualiser l'objet sous de nombreux angles. Il se demanda si le déplacement de cet « œil de l'imagination » était à la source de sa dyslexie.

Comme la plupart des adultes dyslexiques, Ron avait des compétences rudimentaires en lecture ; il savait comment les lettres pouvaient être assemblées pour former les mots, mais déchiffrer les mots lui était pénible et difficile. Pour Ron, les mots semblaient scintiller et rebondir sur la page, se contractant et se mélangeant avec chaque ligne successive du texte. S'il pouvait changer sa perspective pour aggraver sa dyslexie, il se demanda s'il n'y avait pas une autre sorte de déplacement qu'il pourrait faire qui améliorerait ses capacités à se concentrer sur le texte à lire.

Pour satisfaire sa curiosité, Ron loua une chambre de motel privé afin de pouvoir expérimenter le déplacement de son point de focalisation mental sans être dérangé. Il imagina qu'il allait déplacer son œil de l'imagination à l'intérieur, à l'extérieur, en haut, en bas et autour de lui, de sa tête, de son corps, et de la pièce. Dans chacune de ces différentes positions il essayerait de se focaliser sur quelque objet imprimé et de lire, espérant trouver enfin un endroit où il y aurait moins de confusion qu'ailleurs.

Ses expériences lui avaient donné des vertiges et rendu nauséeux. Il s'était déclenché un mal de tête. Il s'était rendu physiquement malade. Mais après trois jours de tâtonnement mental, il avait découvert une place où les lettres et les mots ne bougeaient plus ne se rétrécissaient plus ni ne s'emmêlaient. La clé consistait à positionner son œil de l'imagination en un point à l'extérieur du corps, centré sur la ligne médiane, au-dessus et légèrement en arrière de la tête. Il prit une notice d'information de l'hôtel et s'émerveilla de voir les lettres rester immobiles. Elles étaient de même taille, séparées de façon régulière avec de grands espaces plus grands entre chaque mot en haut de la carte, et en bas. Chaque mot restait immobile et les lettres étaient nettement dessinées. Alors Ron courut à la bibliothèque la plus proche pour trouver un vrai livre. Il emporta *L'île aux trésors* et le lut de la première à la dernière page d'une seule traite. Et il comprenait ce que les mots signifiaient.

Ce fut la première fois de sa vie que Ron finissait un livre. Et la toute première fois, de tous les temps, qu'il eut du plaisir à lire. Mais, et c'était le plus important pour lui, c'était un jalon dans la réalisation du rêve de toute sa vie : devenir un « véritable être humain ».

Bien qu'il ne le sût pas à ce moment-là, Ron avait découvert que déplacer sa perspective mentale produisait un impact sur sa manière de percevoir et interpréter l'écriture. Ce qu'il ne savait pas encore : cela serait aussi un pont vers le monde de l'autisme. À cet instant, Ron savait simplement qu'il avait franchi le dernier obstacle restant, et acquis la capacité de décoder de la signification de ce qui était imprimé.

Ron était en extase. Il retourna chez lui raconter à sa famille et à ses amis qu'il avait trouvé le remède pour sa dyslexie. Au début, il pensait que le « remède » signifiait qu'il n'avait jamais été vraiment dyslexique après tout, qu'il y avait simplement quelque étrange bizarrerie dans son esprit, et qu'il avait simplement trouvé comment se corriger. Comme Ron partageait son histoire avec ses amis, nombre d'entre eux avouèrent qu'ils étaient dyslexiques ou avaient un problème de lecture depuis toujours. Ils insistèrent pour qu'il fasse une démonstration de sa stratégie pour réparer la dyslexie, et il pilota chacun des amis selon le même processus, le guidant pour déplacer sa perspective mentale jusqu'à ce qu'il trouve le point où les lettres restaient immobiles. Et pour chaque cas, cela marchait.

Ron donna le nom de « point d'orientation » à ce lieu mental qui semblait optimiser les perceptions pour la lecture. Il loua un bureau et fonda un centre de correction de la dyslexie pour étudier le processus de l'orientation et de la lecture. Avec le temps, il devint plus efficace pour guider les autres à trouver leur point d'orientation, et écrivit finalement un scénario de la démarche, connu maintenant comme l'Orientation Davis.[14] En 1982 Ron était certain d'en savoir suffisamment au sujet de la dyslexie pour recruter du personnel et offrir des services de correction de la dyslexie au public. Bientôt, lui et ses employés allaient découvrir que l'outil de l'Orientation Davis, avec son impact sur la perception, offrait des bénéfices qui dépassaient largement le domaine de la dyslexie.

Orientation et perception

Ron Davis avait découvert que sa propre orientation mentale était étroitement liée à sa perception. Lorsqu'il amenait son œil de l'imagination sur son point d'orientation, ses perceptions étaient fidèles ; en dehors de ce point, les perceptions étaient souvent déformées et fausses. Il avait aussi découvert par son travail que les autres adultes dyslexiques partageaient la même expérience.

Cependant, la théorie de Ron était perçue avec scepticisme et même avec dérision par les éducateurs et les experts universitaires retranchés derrière leur point de vue que la dyslexie était liée à un défaut spécifique du cerveau. Ron voulait prouver son hypothèse que la confusion perceptuelle associée à la dyslexie était liée à la désorientation, aussi a-t-il conçu sa propre expérience.

Pour créer une sensation de désorientation, Ron avait fixé sur une platine un grand disque en carton sur lequel était peinte une spirale, et il utilisait un interrupteur commandé avec le pied pour contrôler la rotation de la platine. Il devint alors le premier sujet de son propre test, armé d'un chronomètre, d'un magnétophone et d'un bloc de papier.[15]

Ron s'assit en face de la platine et regarda fixement le centre de la spirale. Il déclencha le mouvement avec une pression du pied et le

---

14   Toutes les instructions pour la procédure de l'Orientation Davis sont indiquées dans le livre de Ron « le Don de Dyslexie » (Davis and Braun, Gift of Dyslexia 2010)

15   Davis, My Study of Disorientation (Mon étude sur la Désorientation NdT) 1997

disque se mit à tourner. En moins de cinq secondes il ressentit une sensation de mouvement comme s'il descendait en planant dans un tunnel sans fin. Ron s'interrompit puis recommença. En répétant l'expérience, il remarquait que la rotation du disque semblait ralentir juste avant qu'il ait la sensation du mouvement. Ainsi en plus d'une perception déformée du mouvement, Ron éprouvait un changement dans sa sensation visuelle.

Ron essaya de se tenir en équilibre sur un pied face au disque. Il tomba à la renverse. Le disque en rotation affectait clairement son sens de l'équilibre.

Il s'assit face à son disque avec son chronomètre. Tandis que le disque était immobile, il regardait le centre et estimait l'écoulement de 15 secondes en enclenchant et arrêtant le chronomètre sans le regarder. Il a répété l'exercice cinq fois et n'avait jamais plus de trois secondes de différence. Puis il fit tourner le disque et recommença aussi cinq fois. Quand le disque tournait, il ne réussit pas à s'approcher à moins de cinq secondes de son estimation et fut même deux fois à plus de dix secondes. Le sens du temps était sans aucun doute perturbé.

Puis Ron démarra son magnétophone pour enregistrer. Après avoir ressenti la sensation de mouvement, il le signalait à un assistant. Cet assistant avait reçu l'instruction de lui dire quelque chose afin qu'il puisse répéter ce qu'il avait entendu. Ils utilisaient des comptines enfantines connues ou des phrases très difficiles à prononcer, mais l'assistant avait reçu l'instruction d'altérer délibérément les mots afin qu'ils ne puissent pas être récités de mémoire. Ron découvrit que, désorienté, il ne pouvait pas entendre les mots exacts prononcés. La preuve était sur la bande.

Ron décida de recruter 100 adultes volontaires pour participer à une expérience dans un laboratoire de fortune, où il pourrait mesurer leur capacité à percevoir fidèlement pour chacun des tests qu'il avait créés. Que les sujets soient dyslexiques ou non n'avait aucune importance pour l'expérience. Il savait par expérience qu'à peu près tout le monde pouvait se sentir désorienté de temps en temps. L'objectif de l'expérimentation était simplement de tester l'hypothèse que la désorientation provoquait des perceptions modifiées.

Ron commença à faire son expérimentation avec quiconque voulait bien s'asseoir devant le disque en rotation. Il demandait aux volontaires de lui faire savoir quand ils commençaient à ressentir une sensation de mouvement, puis procédait avec chacun des tests successivement. Certaines personnes devenaient si nauséeuses à cause de la rotation des disques qu'elles ne pouvaient terminer les quatre phases de l'essai, mais toutes éprouvèrent des sensations déformées pour les phases qu'elles avaient terminées. Parmi celles qui avaient été capables de terminer la série complète, chacune avait ressenti la distorsion pour tous les sens mesurés : vue, ouïe, équilibre, mouvement et temps.

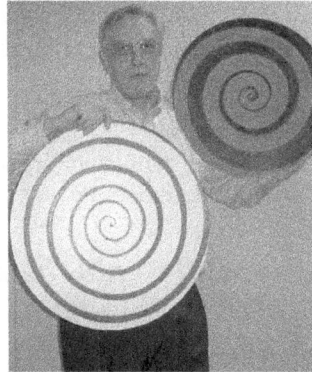

Malheureusement, Ron apprit finalement que cette expérience était très dangereuse. Parfois une personne pouvait s'asseoir devant le disque en rotation pendant plus de cinq minutes sans ressentir la sensation de descendre en planant dans un tunnel sans fin. Ce sujet devenait nauséeux mais ne ressentait aucune sensation de mouvement.

La quarante-huitième volontaire de Ron était une jeune femme qui rapportait ne ressentir aucune sensation de mouvement pendant trois bonnes minutes passées à regarder le disque tourner. Puis elle est tombée sur le sol avec une crise d'épilepsie du *grand mal*. Ron fut terrifié et à juste titre : l'événement était inattendu car la jeune femme n'avait jamais souffert de crise auparavant.

Ainsi Ron mit fin à ses expérimentations, satisfait d'avoir confirmé son hypothèse de la relation entre la désorientation, les perceptions et la dyslexie. Il avait aussi un soupçon de la raison des perceptions modifiées : c'était peut-être un moyen pour le cerveau d'éviter une surcharge dans des circonstances de confusion, une réponse plus sécuritaire que la crise qu'il avait vue chez la jeune femme dont les perceptions semblaient rester stables.

La démonstration de Ron de la connexion entre l'orientation, la désorientation et la précision des perceptions fournissait aussi une idée de la confusion sensorielle qui est un point courant de l'expérience autistique.

Différents chemins pour l'orientation

Lorsque Ron ouvrit son centre Californien pour la correction de la dyslexie en 1982, il connaissait un outil pour l'orientation. Il guidait ses clients à l'aide d'un exercice de visualisation basé sur le même déplacement de l'œil de l'imagination qu'il avait pratiqué pour lui-même. Il découvrit aussi au fil du temps que chaque personne partageait le même point approximatif pour s'orienter pour la lecture. Alors il développa un court scénario de la démarche pour guider chaque client. La session d'orientation initiale pouvait être terminée en 20 minutes, avec une seconde session après quelques jours de pratique pour affiner la compétence.

La majorité des dyslexiques venus chercher de l'aide au centre pouvait aisément expérimenter la mobilité de leur œil de l'imagination. Au début, Ron supposait que tous les dyslexiques partageaient le don de la pensée en images et la capacité de déplacer aisément leurs perspectives tandis qu'ils visualisaient des objets imaginaires. Cependant, un an après l'ouverture du centre, Ron embaucha Albert, un assistant qui affirmait être dyslexique mais était incapable de suivre la procédure d'orientation. Albert et d'autres comme lui avaient besoin d'une autre démarche.

Puisque la clé semblait être quelque force stabilisante située au-dessus et derrière la tête, Ron se demanda s'il n'y avait pas un autre moyen pour obtenir un résultat similaire à l'aide de l'imagination tactile plutôt que visuelle. Ron travailla avec Albert jusqu'à ce qu'ensemble ils eurent l'idée d'imaginer une paire de mains fermement posées sur les épaules d'Albert.

Cette méthode s'appelle maintenant L'Alignement Davis.[16] L'effet global est légèrement différent de l'orientation de l'œil de l'imagination, mais le résultat pratique est le même. Les perceptions sont stabilisées, l'individu se sent équilibré et centré et éprouve une sensation d'attention calme et détendue. Au lieu de visualiser un point mental, l'individu retrouve son alignement lorsqu'il en a besoin en se remémorant la sensation des mains sur les épaules.

Avec l'Alignement, le centre Davis pouvait offrir à tous ses clients les outils nécessaires pour s'orienter à volonté. Parmi les adultes et les enfants d'un fonctionnement de haut niveau qui venaient au centre pour une aide pour leur dyslexie ou pour leurs difficultés d'apprentissage, tous pouvaient facilement apprendre une technique ou une autre.

Mais comment toucher les clients autistes restait encore un problème.

Ron n'avait pas l'intention d'essayer de corriger l'autisme, mais il ne pouvait pas oublier facilement son propre passé. Qu'il les cherche ou non, les parents d'enfants autistes venaient, espérant quelque sorte de soulagement. Ron et son équipe pouvaient souvent aider les autistes de haut niveau qui venaient chercher de l'aide pour leurs problèmes de lecture ou autres questions scolaires. Si un individu en avait la capacité et voulait écouter et suivre les instructions d'une facilitante, alors l'orientation ou l'alignement pouvait toujours être obtenu. Et cela faisait toute la différence,

---

16 La procédure d'Alignement Davis est décrite, accompagnée de plein d'instructions, dans « Le Don de Dyslexie » (Davis et Braun 2010)

particulièrement pour les enfants qui paraissaient être fréquemment inattentifs ou perdus dans leurs pensées.

Cependant, certains parents venaient avec des enfants autistes qui ne parlaient pas, peut-être motivés par ce qui se racontait sur les succès de Ron avec quelques enfants de haut niveau. Mais ces enfants ne parlaient pas, et on ne savait pas clairement s'ils comprenaient quelques mots, ou aucun. Ron devait trouver un moyen de les atteindre sans avoir besoin de leur parler ni de leur expliquer ce qu'il fallait faire. Il lui fallait une sorte de système d'auto-orientation automatique.

Ron se demanda si la clé pour atteindre le mental autistique ne serait pas l'ouïe.

En 1983, Ron fit une expérience avec Kevin, un jeune garçon autiste âgé de 9 ans. Kevin était petit, inhabituellement petit pour son âge et ne parlait pas. Ron put dire dès la porte d'entrée que ce garçon était un enfant avec un des autismes les plus sévères qu'il ait vu. Son visage paraissait sale, ses cheveux non coupés, non lavés, non peignés. Le nez coulait même. Lorsque sa mère le poussa dans le bureau de Ron, il disparut rapidement derrière les rideaux. Ron demanda si le garçon parlait, la maman répondit : « Pas un seul mot, il émet des bruits, mais pas de mots. » Ron demanda s'il pouvait faire une petite expérience, en mettant un casque sur la tête du garçon pour voir comment il allait réagir. La réaction de sa mère fut un simple avertissement, « Il mord. »

Ron attira Kevin hors des rideaux et réussit à poser le casque sur sa tête sans problème. Le casque était un Walkman Sony branché sur une station de radio locale. La réaction du garçon fut remarquable : il semblait cloué sur place par le son. Le Walkman était réglé en monophonie sur une station en modulation d'amplitude, si bien que le son arrivant dans le casque stéréo était le même dans chaque oreille. Ron savait que, en portant les écouteurs, Kevin aurait l'impression que le son venait de l'intérieur de sa tête, du centre de celle-ci. Ce n'était pas exactement l'endroit où devait se trouver un point d'orientation, mais c'était un début.

Cette simple expérience de Ron se transforma rapidement en un accord avec la mère pour permettre à Kevin de porter le casque aussi longtemps qu'il le voulait chaque jour. Il apparut qu'il le voulait environ huit heures par jour.

Presque exactement deux mois plus tard, la maman de Kevin appela, surexcitée pour dire « Kevin a prononcé ses premiers mots aujourd'hui ! » Curieux, Ron demanda « Qu'a-t-il dit ? » La maman répliqua, « Oh what a feeling, Toyota ! » (« Oh quelle sensation, Toyota », Slogan d'une publicité américaine, NdT)

Évidemment, Kevin avait encore du chemin à parcourir, mais une barrière avait été brisée. Quelques mois plus tard, la mère de Kevin appela à nouveau, heureuse que son fils ait évolué au-delà de la répétition d'un discours et utilise correctement dans les phrases les pronoms personnels : *tu, moi, je*.

L'étape suivante pour Ron fut de construire un appareil qui permettrait à un individu d'entendre un son cohérent, émanant du point idéal pour l'orientation. Cela signifiait un son qui venait du dessus et en arrière de la tête.

Ron conçut un microphone pour enregistrer le son d'une clochette en titane avec une tonalité qui résonne afin de reproduire avec précision la localisation spatiale du son. La tonalité enregistrée était répétée à intervalles réguliers. Un individu qui écoute ce son alors qu'il est orienté, va entendre ce son comme localisé exactement sur le point d'orientation, centré un peu au-dessus et en arrière de la tête. À cause de la répétition et de la répercussion, un individu qui n'est pas orienté alors qu'il écoute l'enregistrement finira par devenir orienté, parce que son attention est naturellement tirée encore et encore vers la source du son. L'appareil de Ron était la première étape pour donner aux clients autistes l'outil de l'orientation, mais ce n'était que le commencement. L'entraînement de l'orientation élimine un obstacle, mais ne résout pas le problème qui s'est développé avec le temps comme conséquence de cet obstacle.

Corriger le problème

Lorsque les clients potentiels viennent au centre Davis, la première étape consiste à définir le problème pour lequel ils ont besoin d'une aide. Puisque Ron avait commencé à dispenser son programme de « correction de la dyslexie », la plupart de ses clients avaient des difficultés en lecture ou en écriture. Mais parfois, des clients étiquetés comme « dyslexiques » avaient d'autres besoins, comme des difficultés en mathématiques. Il existe une grande corrélation entre la dyslexie et les T.D.A. (Troubles Déficitaires de l'Attention), aussi de nombreux clients Davis avaient besoin d'être aidés pour des questions telles que l'organisation et la maîtrise des impulsions.

Tous les clients commençaient par un outil d'orientation, soit l'orientation par l'œil de l'imagination, soit l'alignement, soit l'orientation auditive en fonction de leur style d'apprentissage personnel et de leurs besoins. Mais l'entraînement de l'orientation n'est qu'une mise en route, pour s'assurer que l'individu est prêt à apprendre, que l'attention peut être dirigée, et que les perceptions sont exactes. La partie la plus importante d'un programme Davis est d'offrir des moyens spécifiques à l'individu pour devenir compétent dans des capacités qu'il aurait été incapable d'acquérir avant de suivre ce programme.

Ron comprit que la principale raison pour laquelle ses clients dyslexiques se désorientaient était d'abord une réaction à une confusion ou à une frustration. En fait, se désorienter est une réaction tout à fait normale face à de très forts sentiments de confusion.[17] Mais les gens étiquetés comme ayant des difficultés

---

17 Les psychologues Jerome Bruner et Leo Bruner établirent l'impact du stress et de la frustration sur la perception par leurs recherches menées dans les années 1940. Les sujets expérimentaient les « ruptures perceptives » et la détérioration des réponses perceptives lorsqu'on leur demandait d'émettre des jugements

d'apprentissage, semblent avoir une très faible tolérance à la confusion, et de là, se désorientent plus fréquemment. Ron se rendit compte que le moyen d'éviter la désorientation était de trouver et d'éliminer tout facteur quel qu'il soit déclenchant les sentiments de confusion ou de frustration. Pour les enfants et les adultes qui avaient un problème de lecture, le processus commençait avec l'apprentissage des lettres de l'alphabet.

Comme Ron avait passé une bonne partie de son enfance et de sa vie de jeune adulte à modeler des mots en pâte afin de les comprendre, il lui était naturel d'utiliser la pâte à modeler comme instrument principal d'apprentissage pour ses clients. La pâte à modeler présentait aussi l'avantage d'être facilement disponible et adaptable aux différentes circonstances. Ron croit aussi que le processus créatif est indispensable pour apprendre ; il est certain que la plupart des dyslexiques semblent bien mieux apprendre avec des méthodes manuelles.

Pour un programme de dyslexie, les étapes suivantes devaient construire la capacité de comprendre des lettres et des mots. D'abord, le client devait modeler toutes les lettres de l'alphabet, en majuscule et en minuscule d'imprimerie. Puis, lorsqu'il est avéré que toutes les lettres étaient véritablement maîtrisées (c'est-à-dire qu'aucune ne déclenche de désorientation) le client continuait avec le modelage des mots en pâte, en créant à la fois une représentation du sens du mot et de son orthographe avec les lettres du mot . Cette procédure s'appelle la Maîtrise des Symboles Davis.

La démarche avec la pâte à modeler est basée sur l'intuition de Ron que les dyslexiques sont généralement des penseurs non verbaux. La plupart d'entre eux pensent principalement en images, et éprouvent de la confusion lorsqu'ils n'ont pas d'image mentale associée avec le mot écrit qu'ils rencontrent.[18] Les mots qui

---

rapides dans des conditions de confusion ou de stress (Postman and Bruner 1948) (Bruner and Postman 1949)

18 De récentes recherches suggèrent qu'environ 85% des adultes dyslexiques manifestent une préférence pour des stratégies de résolution de problème

provoquent le plus de difficultés sont en définitive les petits mots, les mots de fonction du langage ; comme *et, le, pour, alors*. Parce qu'ils sont aussi les mots les plus fréquemment rencontrés dans un texte écrit, la maîtrise de ces mots ouvre la voie vers une lecture fluide. Parce que ces mots sont des déclencheurs de la désorientation, Ron les a nommés les mots « déclencheurs », il a établi une liste de 217 mots anglais (130 mots en français, NdT) à maîtriser par le modelage pour ses clients dyslexiques.

Pour les autres problèmes d'apprentissage et de comportement, Ron développa des stratégies complémentaires. La pâte à modeler reste l'outil principal puisqu'on peut l'utiliser dans à peu près chaque type d'apprentissage. En mathématiques, Ron développa une série d'exercices avec la pâte à modeler pour représenter les concepts numériques, tels que la construction d'une grille de boules et de cordons en pâte pour représenter le processus de la multiplication. Un client ayant besoin d'aide en mathématiques modèlera aussi la signification en pâte des mots mathématiques ; des mots comme *de, en, et,* ou *par* ont des significations légèrement différentes quand on les rencontre dans le contexte mathématique, et des concepts comme *division* et *fraction* peuvent aussi être représentés en pâte à modeler.

Lorsqu'un client venait chercher de l'aide pour des Troubles Déficitaires de l'Attention (TDA), la solution devenait plus complexe. Généralement, les enfants avaient divers problèmes de comportements et les clients adultes avaient des problèmes liés aux capacités d'organisation, telles que respecter les échéances ou le bouclage de projets. Bien que l'on attribue généralement ces problèmes à l'inattention, Ron s'était rendu compte que ces clients avaient besoin de mieux comprendre certains concepts de base essentiels de la vie courante. Par exemple, un client désordonné avait besoin d'explorer les concepts *d'ordre* et de *désordre*, et pour comprendre correctement *l'ordre*, il avait aussi besoin de comprendre le *temps* et la *séquence*. Ces concepts étaient souvent

---

visuelle plutôt que verbale. (Bacon and Handley 2010)

absents chez ces individus à cause des difficultés d'attention qui avaient donné lieu au diagnostic de TDA.

Ron utilisa la pâte à modeler pour apprendre ces notions, appelant cette méthode la Maîtrise des Concepts Davis. Plutôt que focalisée sur l'apprentissage des mots pour les lire simplement, la Maîtrise des Concepts est orientée vers la maîtrise des idées que ces mots représentent et des relations entre les idées simples et les idées plus complexes. Les outils de la Maîtrise des Concepts pouvaient être donnés aux clients selon leurs besoins en fonction de leurs problèmes particuliers, ou via un programme distinct et plus complet : le programme pour les Difficultés de l'Attention Davis.

Dans l'essentiel, le programme de Maîtrise des Concepts est un programme de modelages développé pour aider un individu à construire ses compétences dans la vie courante et ses compétences relationnelles. Ce sont exactement les mêmes compétences nécessaires pour aider un individu autiste. La seule différence est que l'individu autiste risque d'avoir besoin de beaucoup plus d'aide et de pilotage que l'individu dit « neurotypique » qui porte simplement l'étiquette TDA. L'individu autiste a besoin en outre d'un programme plus complet et plus structuré, conçu pour qu'il n'y ait aucune possibilité d'espace vacant ou de pièce manquante.

Création d'un programme pour l'autisme

La création d'un programme Davis spécifiquement dédié à l'autisme ne requérait pas de nouvelles techniques. Mais il fallait une nouvelle structure et des changements dans la manière de procéder.

Lorsque le livre de Ron Davis *Le Don de Dyslexie* fut publié en 1994, il plantait le décor pour un programme officiel de formation à la licence de facilitants Davis. Comme le livre fut traduit en de nombreuses langues, il y eut une demande en professionnels qualifiés dans une grande partie du monde. En 1996, un programme complet de formation fut créé, à la fin du siècle, des centaines de facilitants Davis certifiés travaillaient avec des enfants et des adultes dans le monde entier.

De nombreuses facilitantes possédaient les bases *ad hoc* pour travailler avec les clients autistes. C'est-à-dire qu'elles utilisaient les connaissances acquises par leur formation et leurs pratiques avec leurs autres clients pour essayer de donner à ces clients autistes les mêmes outils dans un cadre temporel et dans un ordre qui semblaient convenir à ces individus. Naturellement, en procédant de cette manière elles obtenaient des résultats mitigés. En général, leurs clients constataient des améliorations, mais comme il n'y avait ni objectif final clairement défini, ni un ensemble d'objectifs communs pour le programme d'autisme, il était difficile pour les facilitantes de savoir où s'arrêter.

Ron commença à travailler avec un groupe restreint de facilitantes pour créer un programme plus structuré. Une première esquisse du programme, de tous les concepts à couvrir et de l'ordre dans lesquels les présenter, fut établie. Une facilitante, Lorna Timms de Nouvelle Zélande, avait travaillé avec un garçon autiste de haut niveau qui ne pouvait pas achever le programme de dyslexie. Il semblait être un candidat idéal pour un programme d'autisme. Il était brillant et attachant mais il avait un éventail d'excentricités de comportements et de carences sociales tel qu'il était clair pour quiconque le rencontrait qu'il était assez autiste. Ainsi il devint le premier enfant à bénéficier d'un programme d'Autisme Davis en bonne et due forme. Je l'appellerai Max.

En 2007, Ron organisa une rencontre avec Lorna Timms et dix autres facilitantes à Kaikoura en Nouvelle Zélande. Elles étaient toutes des facilitantes Davis hautement expérimentées, certaines étaient des Spécialistes ou des Formateurs Davis, et nombre d'entre elles avaient déjà une longue expérience de travail avec des clients autistes, même sans programme bien défini.[19] Les parents de Max

---

19 Les spécialistes, formateurs et animateurs Davis sont des facilitantes hautement expérimentées qui sont qualifiées pour remplir des rôles spécifiques en formant de nouvelles facilitantes, ou en formant des facilitantes à plus de

étaient venus aussi pour apporter leur point de vue dans la discussion. Max était là aussi, mais pouvait passer la plupart de son temps à explorer la ferme où se tenait la réunion.

Le groupe de Kaikoura travailla de concert pour forger le programme définitif pour l'autisme. Lorna partagea son expérience avec Max ; il avait terminé chacune des étapes que Lorna, avec les conseils de Ron, lui avait proposées. Lors de cette rencontre, ils parvinrent à un consensus sur les étapes spécifiques d'un programme pour l'autisme, et se mirent d'accord sur le vocabulaire spécifique à utiliser.

Le résultat final fut un programme complet et hautement structuré. Chaque concept qui doit être maîtrisé fait partie du programme, mais chacun est présenté séparément d'une façon simple et directe. Chaque nouveau concept est bâti sur quelque chose déjà présent, et il n'y a aucune idée ni aucun concept superflu ou inutile.

Un individu qui termine avec succès le Programme Davis de l'Autisme en ressortira avec la capacité de participer pleinement à la vie ; avec la connaissance, la compréhension et le savoir-faire dont il a besoin pour donner du sens au monde qui l'entoure et trouver sa place dans ce monde. Il sera capable de faire des plans et d'établir ses propres objectifs, de travailler à les réaliser, d'interagir et d'établir des relations avec d'autres personnes dans son monde.

Ron écrivit un manuel de formation pour les facilitantes de l'autisme et le nomma « Nourrir la graine de Génie ». Il choisit ce titre parce qu'il croit profondément que chaque individu autiste a un potentiel inné pour développer un niveau d'intelligence extraordinaire. Le problème révélé dans *l'autisme* n'est ni un défaut ni un manque de puissance cérébrale, mais plutôt que l'individu est submergé par plus de puissance cérébrale qu'il ne peut gérer dans le chaos de la non-orientation. L'approche Davis résout à la fois le problème du chaos et celui de la gestion, donnant ainsi à chaque

---

spécialisation.

client la capacité de développer pleinement son intelligence et son potentiel de vie.

Chapitre 3

Orientation et Individuation

« Spinning my body
Brings some sort of harmony to my thoughts...
The trouble is when I stop spinning
My body scatters... »

Tito Rajarshi Mukhodopadhyay[20]

« Tournoyer sur moi-même
M'apporte de l'harmonie dans mes pensées...
Le problème est lorsque j'arrête de tournoyer
Mon corps s'éparpille... »

La première phase du programme de l'Approche Davis de l'Autisme est *l'Individuation*. Au cours de cette phase, on donne à l'individu autiste des outils appropriés pour atteindre un état d'orientation. On donnera aussi au client d'autres techniques pour réguler son état mental et émotionnel, s'il est prêt à les apprendre. Cette phase commence typiquement quand la facilitante rencontre l'autiste et établit le rapport nécessaire à la poursuite du programme. Dans certains cas, surtout pour les jeunes enfants ou lorsque l'autisme est sévère, l'individu n'est pas prêt. Dans ce cas, la facilitante peut donner aux parents un enregistrement de la séquence d'orientation auditive pour que l'enfant l'écoute à la maison. Avec le temps, la simple écoute du son peut provoquer un état de changement suffisant pour que la facilitante puisse commencer à travailler avec l'enfant.

---

20 Tito Rajarshi Mukhodopadhyay est un jeune homme sévèrement autiste qui a grandi à Bangalore en Inde. Grâce aux efforts intenses de sa mère, il a appris à communiquer au moyen d'une écriture indépendante, bien qu'il ne puisse pas parler. Ce poème est extrait du livre The Mind Tree (Mukhodopadhyay 2003, poem 4, p 204), qui recueille les textes écrits par Tito entre 8 et 11 ans. Reproduit avec la permission de Arcade Publishing, Inc.

De l'importance d'être orienté

Un enfant naît avec 100 milliards de neurones dans le cerveau. Chaque cellule du cerveau possède de mille à dix mille synapses, raccordées pour former mille milliards de connexions distinctes avec les autres cellules du cerveau.[21] Dans le mois précédant la naissance, presque 40 000 nouvelles synapses se forment chaque seconde ; après la naissance, la croissance des connexions neuronales s'accélère exponentiellement tout au long de la première année de vie.[22] À l'âge d'un an, le bébé dispose d'un million de milliards de synapses pour connecter chaque neurone à des milliers d'autres. Cependant, même si la densité des synapses continue à augmenter, le bébé qui se développe normalement commence à perdre les connexions en excès par un processus appelé l'élagage des synapses.

À la naissance, la plupart des connexions nécessaires aux fonctions sensorielles sont déjà en place ; le cerveau est prêt pour que l'enfant puisse entendre, voir, goûter, sentir, toucher. Mais le nouveau-né vit dans un monde de sensations fugitives et désordonnées. Afin de donner un sens au monde, le cerveau de l'enfant doit commencer par reconnaître les schémas de tous les stimuli sensoriels. Il doit apprendre à organiser les informations transmises par ses organes sensoriels de telle sorte que ses yeux puissent associer la couleur, la texture et la forme simultanément pour reconnaître une couverture bleu clair, un hochet jaune, les longs cheveux bruns de sa mère. Il doit apprendre à utiliser son ouïe pour déterminer d'où vient le son, pour associer ensemble le timbre et la hauteur afin de reconnaître la voix de sa mère, pour apprendre à réagir aux rythmes et aux mélodies des berceuses familières, pour apprendre à distinguer le son des oiseaux qui gazouillent dehors, derrière la fenêtre, du son du ventilateur qui ronronne dans sa chambre. Il doit commencer à apprendre la coordination des

---

21 Des recherches récentes suggèrent que les enfants qui développent ultérieurement de l'autisme ont 67% de cellules *en plus* dans leur cortex préfrontal que les bébés se développant normalement. (Courchesne, et al. 2011)

22 (Tau et Peterson 2010)

mouvements de son corps, pour atteindre un jouet, le saisir, tenir sa tête droite, s'asseoir seul sans basculer, se mettre debout tout seul.

Le processus d'élagage des synapses accompagne toutes ces activités. Avec le temps, certaines connexions neuronales sont renforcées, et celles qui ne sont pas utilisées sont mises à l'écart. À la place d'un énorme fouillis de connexions, le cerveau crée un système de connexions internes et fonctionnelles, rendant le bébé qui grandit capable d'apprendre à jouer, marcher et parler, de diriger son attention selon sa volonté, de filtrer les informations inutiles ou qui déconcentrent, de développer une conscience intentionnelle de son propre corps indépendant et séparé de son environnement.

Mais pour l'enfant autiste, ce n'est pas ainsi.[23] Le cerveau ne développe pas la capacité d'harmoniser les informations provenant de ses sens, pour interpréter le monde extérieur, ou acquérir la faculté de diriger son attention et filtrer les distractions. L'enfant peut être hypersensible à des stimuli et se trouver submergé par cela. Il est vraisemblable que l'enfant autiste soit né avec substantiellement plus de neurones dans la zone frontale de son cerveau, et que le cerveau de beaucoup d'individus autistes continue à se développer à une vitesse accélérée jusqu'à l'âge de deux ans.[24] Mais les chemins neuronaux qui connectent les cellules ne suivent

---

23 Bien que Davis emploie sa propre terminologie pour décrire les états d'orientation et de désorientation du cerveau, de nombreux chercheurs sont d'accord avec le fait que l'autisme est caractérisé par des difficultés de synchronisation neuronales. Par exemple, une équipe de recherche a trouvé que 70% des bambins autistes montrent une synchronisation perturbée entre les deux hémisphères, même pendant le sommeil. (Dinstein, et al. 2011)

24 La grande vitesse atypique de la croissance du cerveau n'a été documentée que pour les garçons et peut ne relater qu'un sous-type d'autisme. Les filles autistes semblent suivre un modèle différent et manifestent probablement plus tôt les symptômes de l'autisme. La période de croissance excessive observée chez de nombreux garçons est suivie d'une période de croissance bien plus lente vers la fin de l'enfance ; à l'âge adulte la taille du cerveau est sensiblement la même que celle des individus au développement typique (Courchesne, et al. 2011) (Redcay and Courchesne 2005)

pas le rythme.[25] Une surabondance de cellules à un âge précoce, alliée à un développement moins efficace des connexions neuronales pourrait expliquer pourquoi un enfant autistique peut avoir beaucoup trop de choses qui se passent simultanément dans sa tête pour pouvoir y faire face. Cela peut aussi expliquer pourquoi certains enfants semblent progresser normalement, puis régressent et se renferment au cours de la deuxième ou de la troisième année de leur vie ; ils ont peut-être simplement atteint un point où le décalage entre le développement neuronal du cerveau et le développement des fibres de connexion devient insupportable.

Le concept d'orientation

L'orientation est simplement le terme qu'emploie Davis pour décrire l'état mental correspondant au fait d'être capable de diriger son attention, de percevoir le monde avec exactitude, de filtrer les stimuli perturbateurs. Davis définit l'orientation de la manière suivante :

> **Orientation :** Un état du cerveau dans lequel les perceptions mentales sont en accord avec les faits réels et les conditions réelles de l'environnement.

Un enfant au développement typique commencera probablement par développer sa capacité à s'orienter lui-même au cours de la première année de sa vie. Cette capacité devient visible lorsque le bébé commence à se lancer dans des jeux précis ou dans d'autres activités ; pas simplement saisir ou agiter un hochet, mais observer un objet dans sa main ou prendre sciemment une bouchée de nourriture. Au début les périodes d'orientation seront très brèves. L'enfant grandissant, il passera plus de temps dans sa

---

25 Une étude récente montre qu'à l'âge de six mois, les enfants qui développeront un autisme ultérieurement ont des niveaux de développement de zones de fibres de la matière blanche significativement élevés. Mais le taux de croissance est bien plus faible que pour les enfants qui ne développent pas l'autisme, et vers l'âge de 24 mois les scanners de cerveaux révèlent comparativement une réduction de la zone de développement des fibres. (Wolf, et al. 2012)

journée dans un état orienté, avec des périodes d'orientation de durée plus longue. Lorsqu'ils observent le jeu de l'enfant, ses parents devraient voir ces périodes comme la preuve que la durée d'attention se développe, et qu'il est plus réceptif à la communication venant des enfants plus âgés et des adultes.

Avec la capacité de s'orienter, une base est posée pour le développement de la parole ; l'enfant sera capable d'entendre et de donner du sens aux motifs des sons du langage parlé autour de lui, finalement de former ses propres mots.

Personne ne reste orienté en permanence, et les périodes d'orientation des jeunes enfants sont probablement très fugaces au début. Mais avec la capacité à s'orienter, l'enfant va commencer à distinguer des schémas dans le monde, à être capable de donner un sens à ce qui se passe autour de lui. L'orientation lui permet de développer son sens de l'écoulement du temps, qui en retour lui permettra d'observer et de reconnaître les schémas de cause et d'effet. L'orientation lui permet de développer le sens de sa position dans l'espace, de juger de l'endroit où il est en relation avec les objets qui l'entourent. L'orientation lui permet d'entendre les sons de son environnement avec précision et cohérence, afin qu'il lui soit possible de discerner les mots qui lui sont adressés et distinguer une voix d'une autre. Avec le temps, l'orientation va permettre à l'enfant de développer un sens de la normalité, de reconnaître la continuité dans son environnement et de se sentir sécurisé et confiant dans son milieu familier.

L'enfant va aussi commencer à développer la capacité de distinguer entre l'orientation et la désorientation. Un enfant qui se lance dans un jeu d'imagination est souvent dans un état de désorientation ; plutôt que d'être conscient de l'état réel de son environnement, il a choisi d'entrer dans un monde imaginaire, un monde dans lequel son camion jouet est perçu comme réel, ses animaux en peluche peuvent parler, et il peut très bien avoir un ami imaginaire que lui seul voit, invisible pour les autres. Mais l'enfant au développement typique applique beaucoup de règles de son environnement réel à son monde imaginaire, et utilise souvent son monde imaginaire pour faire des jeux de rôle à partir des situations du monde réel. Il peut parfois confondre ce qui est réel et ce qui est imaginaire, mais son cerveau est engagé dans un processus pour trier tout cela.

Si un enfant ne développe pas la capacité de s'orienter, il va vivre dans un monde de chaos ou de confusion. Il ne sera pas capable de donner du sens aux mots qu'on lui adressera ou d'apprendre sa langue maternelle. Il aura des difficultés à discerner l'ordinaire de l'inhabituel, incapable de reconnaître une myriade de schémas d'activités ou d'événements dans son monde. Il ne sera pas capable de se *désorienter* dans un jeu imaginaire, parce qu'il n'aura pas assez développé un sens de ce qu'est le monde réel, ainsi il n'aura aucune structure interne sur laquelle asseoir un monde simulé.

De nombreux comportements typiques de l'autisme classique peuvent être compris à la lumière de ce monde chaotique interne. Si l'enfant ne peut pas donner de sens à son environnement, le monde devient un endroit terrifiant et imprévisible. Aussi l'enfant autistique peut s'engager dans des comportements répétitifs parce que ce sont les seules constantes dans sa vie. Une fascination pour les objets qui tournent peut refléter un effort pour atteindre d'une façon ou d'une autre un faux sens d'orientation à travers le mouvement circulaire et cohérent de l'objet. Ou bien ce pourrait être le symptôme d'une incapacité à maintenir un sens de l'orientation séparé et indépendant de l'objet en rotation.

La compulsion à disposer ses jouets sur une étagère d'une façon rigoureuse et invariable peut correspondre à un effort de l'enfant pour créer une sorte de cohérence dans un monde incohérent. L'enfant peut être paniqué par la moindre variation dans sa routine parce que, sans orientation, il n'a pas développé la capacité d'évaluer et de comparer les événements similaires dans sa vie, pour extraire intuitivement un ensemble de règles à partir de certaines situations et savoir quand les appliquer dans d'autres. Il se retire dans son propre monde parce qu'il n'a pas la capacité de faire face, ou d'entrer en contact, avec les gens autour de lui.

Variation dans les modèles de développement

Le modèle de développement peut varier aussi bien que le niveau de fonctionnement, mais la cause à la racine en est l'incapacité du cerveau à concilier et à interpréter correctement les perceptions sensorielles. La perturbation n'est pas si globale qu'elle empêche tout apprentissage ; de nombreux enfants autistes acquièrent les fonctions motrices élémentaires (telles que la capacité de ramper, de marcher ou d'utiliser leurs mains pour attraper et manipuler les objets) dans les mêmes délais que les enfants au développement typique. Mais le cortex moteur cérébral gouverne des fonctions plus primitives, probablement poussé par des pulsions biologiques instinctives innées, fortes, et impératives. Les problèmes rencontrés dans l'autisme, aussi bien que dans les difficultés d'apprentissage telles que la dyslexie ou les TDA, surviennent à cause des défaillances dans le développement ou de différences relatives à un fonctionnement cognitif plus complexe. Le degré d'altération et les zones spécifiques des fonctions peuvent varier, mais la caractéristique commune est que le cerveau n'établit pas les connexions nécessaires pour atteindre la meilleure façon de vivre comme un être humain de la société d'aujourd'hui.

Des difficultés spécifiques peuvent être attachées à des zones spécifiques du cerveau. Par exemple, le cortex frontal est impliqué dans un haut niveau de pensée rationnelle, de fonction exécutive et dans l'inhibition des comportements commandés par l'émotion. Le cortex cingulaire antérieur est particulièrement important pour l'interprétation des signaux provenant de différentes régions du cerveau, telle que la coordination des signaux venant du système limbique émotionnel (qui inclut l'amygdale et l'hippocampe) avec les signaux du lobe frontal, dans la reconnaissance et la conciliation des stimuli imprévus et contradictoires. Les régions de l'hémisphère gauche sont importantes pour le développement du langage et les schémas séquentiels et linéaires de la pensée. Si certaines parties du cerveau autistique sont actives et hautement fonctionnelles, et si elles ne construisent pas de connexions efficaces avec les autres parties du cerveau, alors le circuit du développement sera dévié en faveur des zones qui fonctionnent bien.

L'orientation est simplement un état mental qui est un précurseur nécessaire au développement de certaines des fonctions les plus complexes du cerveau telles que la facilité de langage et la pensée abstraite. Si l'individu *se sent* confus, cette sensation mentale se produit parce que son cerveau est d'une façon ou d'une autre incapable de traiter ou d'associer les informations sensorielles au moment où l'individu enregistre le sentiment de confusion. Aussi longtemps que l'individu est en état de confusion, il sera incapable d'apprendre de l'expérience qui a produit cette confusion, sauf peut-être d'acquérir une réaction émotionnelle qui va le conduire à éviter quoi que ce soit qui lui procurerait cette sensation d'inconfort. « Apprendre » est la manifestation du comportement du processus d'auto-câblage du cerveau ; lorsqu'un individu apprend quelque chose de nouveau, quelque part à l'intérieur de sa tête le cerveau a renforcé les connexions nécessaires pour exprimer cette connaissance ou ces capacités.

Tout le monde éprouve de la confusion à certains moments ; et la sensation de confusion est toujours associée à la désorientation. Ainsi, une définition de la *désorientation* pourrait être *l'état de se sentir confus*. Mais pour les individus au développement typique les périodes de confusion sont temporaires et de courtes durées, remplacées par la compréhension et un sentiment de compétence. Naturellement, certaines situations sont susceptibles de rendre confus ou submerger quiconque. Ce qui différencie un individu autiste de quelqu'un catalogué comme ayant des difficultés d'apprentissage est la confusion persistante dans des domaines d'activités qui semblent acquises et gérées facilement par les autres.

Jusqu'à un certain point, la sensation que l'individu est « handicapé » ou déficient d'une manière quelconque est imposé par les normes de la société plutôt que par des facteurs biologiques innés. La société humaine dans son ensemble en est arrivée à s'attendre à ce que les enfants en cours de développement acquièrent facilement les types de connaissance et les schémas de comportement qui semblent aisés à apprendre et à acquérir par la plupart des gens dans cette société. En même temps, la société n'accorde pas beaucoup d'importance à l'acquisition des schémas de connaissance et de comportement qui sont difficiles à acquérir ou insaisissables pour la plupart des gens. Ainsi, un autiste qui a développé des prouesses exceptionnelles dans certains domaines aussi divers que la musique, l'art ou les mathématiques peut être catalogué comme *savant* mais toujours considéré comme profondément déficient à cause de ses compétences sociales maladroites, comme l'incapacité à faire la conversation en soirée. Cependant aucun enfant ou adulte qui *manque* de compétence en musique ou en art ou qui est incapable de comprendre un raisonnement avancé en mathématiques n'est considéré comme ayant une incapacité ou un désordre cérébral.[26]

Il se pourrait que beaucoup d'autistes puissent s'en sortir sans aucune intervention, si seulement la société était plus tolérante et compréhensive face à leurs bizarreries et à leurs petites manies. Mais les autistes doivent résider dans le monde tel qu'il existe. Le chercheur Laurent Mottron centre la plupart de son travail sur l'exploration des forces mentales associées à l'autisme, mais fait remarquer :

[26] Le chercheur Laurent Mottron et sa collègue Michelle Dawson ont inventé le terme de « normo-centrisme » pour décrire le parti pris de la recherche à l'égard de l'étiquetage de toutes caractéristiques associées à l'autisme comme « anormales » ou déficientes, même pour des développements différentiels associés à des points forts et à des talents. Ils ont démontré par leurs recherches que les autistes tendent à surpasser les témoins neurotypiques dans une diversité de tâches perceptives et de reconnaissance de schémas. Cependant la plupart des chercheurs considèrent les modèles d'activation singuliers du cerveau comme des déficits, ils ignorent les points forts autistiques ou bien les cataloguent comme « compensatoires d'autres déficits ». (Mottron 2011)

« Un autiste sur dix ne sait pas parler, neuf autistes sur dix n'ont pas de travail régulier et quatre adultes autistes sur cinq dépendent encore de leurs parents. La plupart d'entre eux font face aux dures conséquences de vivre dans un monde qui n'a pas été construit autour de leurs priorités et de leurs intérêts. »[27]

Le programme Davis offre des outils d'autonomisation, pour donner à chaque individu la capacité d'exercer des choix dans sa vie plutôt que d'être limité par tout un ensemble d'incapacités qu'il semble avoir développé tout au long de son parcours. Traiter les incapacités de l'autisme n'est en aucun cas nier ou saper les forces et les talents qui peuvent aussi être associés à l'autisme. Au contraire, l'accroissement de la confiance en soi, les capacités à vivre de façon indépendante et les compétences sociales acquises via un programme Davis peuvent aussi fournir à l'individu les moyens et l'occasion de mieux développer ses talents autistiques ; par exemple pour augmenter l'accès aux offres de formation ou d'emploi dans lesquelles leurs centres d'intérêts particuliers peuvent être davantage développés et exprimés.

L'état d'être Non-Orienté

Quand Ron Davis se présente lui-même comme venant du « vide », il décrit un état mental qui pourrait être décrit comme une « *non-orientation* », ce qui est probablement cohérent avec les formes les plus sévères d'autisme. Cet état est *non*-orienté plutôt que « *désorienté* » parce que l'enfant profondément autiste n'a pas développé la capacité d'atteindre un état simple et cohérent de conscience perceptive associé avec un sentiment de normalité ou de manque de confusion. Si la *désorientation* est l'opposé de l'*orientation*, alors un individu ne peut pas éprouver l'une sans l'autre.

---

27 Mottron 2011

L'état d'orientation peut aussi être connecté à la conscience, à la méta-cognition et à la pensée rationnelle. Ainsi, un animal peut avoir la capacité de se concentrer, de soutenir son attention, être vivement conscient de son environnement, comme un prédateur traquant sa proie ; mais est-il *orienté* ? Dans l'intention du programme Davis, ceci n'est pas suffisant, parce que Davis enseigne la capacité d'être scrupuleusement et intentionnellement conscient de son état d'orientation et de le maîtriser.

L'état de *non-orientation* n'est pas nécessairement désagréable.[28] Par moments, il peut être un état de pure conscience sensorielle, exister seulement dans l'instant, pleinement ressentir, entendre, voir tout ce qui se passe. Si l'environnement lui-même est agréable, si les perceptions et les sensations sont plaisantes, alors il est sûrement possible que l'individu non orienté soit dans un état de béatitude. Pendant un certain temps. Parce que l'individu non orienté n'a pas la capacité d'exercer un contrôle sur son environnement, ni de penser au passé ou au futur, ni de se souvenir de la sensation de bonheur lorsqu'il ressent la douleur, ni de reconnaître et comprendre sa propre existence comme une entité distincte et consciente.

Vu de l'extérieur, c'est l'individu qui correspond à la définition typique de l'autisme sévère. C'est l'enfant qui semble totalement inaccessible, perdu dans son propre monde, incapable de prendre contact ou de communiquer avec ses parents ou d'autres personnes travaillant avec lui. Il ne participe pas car il ne sait pas *comment* mettre en marche cette partie du cerveau qui lui permettrait de le faire.

Aussi nous pouvons voir la *non-orientation* comme un état mental qui peut être éprouvé par les bébés, mais qui est

---

28 Dans son livre « *Voyage au-delà de mon cerveau* » décrivant l'impact d'une hémorragie cérébrale dans son hémisphère gauche, la neuroanatomiste Jill Bolte Taylor exprime clairement les sensations qui ont accompagné la perte de capacité à organiser ses pensées. Elle écrit : « J'observais mon mental complètement détérioré dans ses capacités à traiter l'information ... l'essence de mon être se drapait d'une profonde paix intérieure. » (Taylor 2008)

habituellement abandonné avec le développement de la conscience fondé sur l'intention et la pensée méta-cognitive.

Lorsqu'une facilitante travaille avec un enfant ou un adulte *désorienté*, la facilitante lui donne un outil qui le rendra capable de trouver le chemin de chez lui. C'est l'équivalent fonctionnel d'une boussole mentale avec son mode d'emploi.

Lorsqu'une facilitante travaille avec un client *non-orienté*, l'individu n'a aucune expérience d'être lui-même. Cet individu a besoin de plus que la boussole mentale parce qu'il n'a pas la capacité de reconnaître à quel moment son cerveau est sur le point où les perceptions qu'il éprouve deviennent normales. On peut tout de même lui enseigner les capacités de l'orientation personnelle, mais il est probable que cela prendra beaucoup plus de temps. D'abord, la facilitante devra fournir un mécanisme qui permettra à l'individu de s'orienter sans avoir besoin d'y penser consciemment. C'est seulement après avoir passé un temps significatif dans cet état orienté que l'individu sera prêt à développer la capacité de reconnaître ce qu'est l'orientation et de passer intentionnellement d'un état désorienté à un état orienté.

Orientation alternative ou partielle

Un individu de haut niveau sur le spectre autistique n'a probablement pas l'impression d'habiter le vide. Au contraire, cet individu peut être tout à fait capable de s'investir directement, de façon soutenue, avec une attention intense dans une activité ou une recherche, au point même d'épuiser et de frustrer son entourage. On pourrait donner l'exemple d'un garçon fasciné par tout ce qui a trait aux autobus, qui a mémorisé les horaires des bus, et les itinéraires complets de chaque bus de sa ville, et dont la première requête lorsqu'il visite une nouvelle ville est de regarder la carte des transports, et dont la journée est parfaite lorsque son père rentre à la maison et l'emmène pour une promenade sur un trajet de bus familier.

Toutefois, même un autiste de haut niveau peut ressentir un sentiment profond de déconnexion. Eric Chen, un concepteur de programmes informatiques diagnostiqué avec un haut niveau Asperger à l'âge de 19 ans, fut capable de terminer ses études à Singapour sans aucune difficulté scolaire ni nécessité d'aucune intervention particulière. Pourtant, il décrit son enfance comme une existence sans conscience, écrivant même qu'au moment de l'adolescence, « J'étais encore principalement dans un état de somnambulisme. J'étais dépourvu de la conscience de mes propres émotions, de mon corps et de la conscience des situations. »[29]

Il est également possible que les sensations internes et les processus de pensées des individus autistes puissent être variables, et certains pourraient représenter un type alternatif « d'orientation ». Davis a trouvé que c'était le cas de ses clients dyslexiques. Il a remarqué que lorsqu'il travaillait avec un client expert en athlétisme, l'individu semblait souvent orienté, mais néanmoins éprouvait de grandes difficultés pour produire des mots par écrit. Ron a découvert que l'athlète dyslexique possédait souvent un point d'orientation naturel placé sur son axe médian, mais bien trop en avant. Cette position fournissait un excellent point pour utiliser le cerveau dans des activités dynamiques qui nécessitaient essentiellement de mouvoir le corps dans l'espace ou de se concentrer sur des objets en mouvement rapide et d'y réagir. Cependant il en résultait des perceptions potentiellement déformées lorsque l'individu et l'objet de sa perception étaient tous deux immobiles. Aussi Ron a-t-il inclus une étape pour le réglage optimal, afin de prévenir une possible orientation du type athlète et fournir à la facilitante un moyen de la corriger.

Évidemment, aucun athlète ne veut abandonner ses performances pour un programme de lecture, et aucun n'en avait

---

29 Sur le site iautistic.com à l'adresse http://iautistic.com/autism-myths-the-curious-incident-of-the-dog-in-the-night-time.php (récupéré le 6 juillet 2011) Chen est l'auteur des livres Mirror Mind (2005) Autism & Self Improvement (2007) et Star Child on Earth (2010), qui sont une chronique de ses propres expériences avec l'autisme et de son voyage vers sa découverte de lui-même.

besoin. Le programme Davis donne simplement à chaque individu la capacité de reconnaître et de contrôler volontairement son orientation, incluant la capacité de la sélectionner parmi deux ou plusieurs orientations possibles. Aussi l'athlète dyslexique peut réellement éprouver une amélioration dans ses compétences athlétiques, car il est motivé pour explorer la meilleure orientation pour son sport préféré, aussi bien que pour rebasculer sur la meilleure orientation pour la lecture.

Il est également possible que le musicien autiste ait installé une orientation adaptée idéalement pour comprendre et produire de la musique, pour coordonner les éléments de rythme, d'espace, de ton et de hauteur des sons lorsqu'ils atteignent son cerveau, afin de se rappeler et de reproduire les longs morceaux de musique, pour une intégration fluide de la connaissance des touches ou des cordes produisant le son ou l'effet désiré. Mais si le musicien ne peut pas fonctionner efficacement en dehors de sa musique, s'il peut s'entraîner pendant des heures d'affilé avec son instrument mais ne peut pas s'occuper même cinq minutes avec ses parents, alors quel que soit son type d'orientation, celle-ci n'est pas complète.

De façon similaire, l'hypothétique enfant autiste de haut niveau avec la fascination des bus a peut-être réussi à comprendre comment accorder son cerveau sur le réglage nécessaire pour apprendre et intégrer le contenu des cartes de transport et les horaires, mais ses difficultés autistiques renvoient l'image d'un domaine où l'orientation est incomplète.

Décider si l'état mental alternatif est une forme alternative de l'orientation ou reflète plutôt un type de désorientation est une question de sémantique. Dans chaque cas, c'est l'exemple d'un cerveau qui accomplit efficacement les tâches d'apprentissage auto-câblantes dans les domaines de prédilection de l'autiste, mais les connexions nécessaires au comportement social sont absentes, et c'est cela que l'on considère comme autistique.

Pour cet individu, l'Orientation Davis fournit une pièce manquante. Le premier client autiste du facilitant Ray Davis était un adolescent qui correspondait très bien à la description du musicien ci-dessus.[30] Le client de Ray (je l'appellerai Tyler) est un pianiste au talent exceptionnel, mais il n'avait aucune faculté pour engager la conversation en dehors de sa musique. La maman de Tyler doutait que Ray puisse travailler avec son fils pendant plus de quelques heures au cours d'une journée. Néanmoins, elle s'est arrangée pour que Ray vienne chez elle dans le Michigan pour commencer à travailler avec Tyler.

Tyler a immédiatement saisi l'orientation. Ray a pu lui donner l'Orientation Davis habituelle – orientation visuelle, méthode de l'œil de l'imagination – et Tyler s'est lancé dans le programme de l'Approche Davis de l'Autisme avec la même intensité qu'il avait mise précédemment pour sa musique. Ray était exténué ; Tyler voulait travailler avec lui dix heures par jour sans pause, et Ray a dû être ferme et obstiné lorsqu'il voulait s'arrêter pour un repas ou pour utiliser les toilettes. Mais avec cette ardeur, Tyler a travaillé tous les concepts du développement de l'identité en une semaine.

Comme Tyler fut si rapide pour ces concepts, Ray sentait qu'il était préférable de laisser quelque temps pour bien les installer avant de s'embarquer dans la phase de l'Intégration Sociale du programme. Ray retourna chez lui en Californie, faisant savoir à Tyler qu'il pourrait l'appeler autant qu'il le voudrait. Plusieurs mois s'étaient écoulés lorsque Ray reçut un appel téléphonique. C'était Tyler qui voulait partager une nouvelle découverte : « *Je peux l'arrêter, Ray ... et je peux le remettre en marche à nouveau.* »

Pour Tyler, être orienté lui permettait d'expérimenter le silence. Chaque instant de son existence avait été rempli par la musique, et le programme Davis lui permettait de l'arrêter. Avec ce silence, il pouvait se sentir à l'aise en compagnie d'autres personnes. Cependant la musique restait toujours sa passion, et en se

---

30 Ray Davis, qui est le fils de Ron Davis, est aussi un facilitant/coach pour l'autisme.

désorientant lui-même lorsqu'il était à son clavier, il pouvait continuer à composer et à s'immerger dans sa musique. Aussi pour lui, « arrêter » l'autisme était la même chose que diminuer le volume d'un appareil stéréophonique branché en permanence dans sa tête ; mais le « remettre en marche » à nouveau, c'était retourner dans ce monde qui lui procurait tant de joies.

Cela peut ne pas correspondre à ce que des parents ont en tête lorsqu'ils cherchent de l'aide pour leur enfant autiste, mais les observations de Tyler résument exactement tout ce qu'est l'orientation. Elle est la capacité de contrôler l'état mental. L'individu n'a pas besoin de renoncer ni d'abandonner ses processus de pensées ou ses passions qui lui ont procuré tant de joies dans le but de faire partie du monde des non-autistes.

Voilà pourquoi le programme Davis n'est pas décrit comme un « remède ». L'individu ne sacrifie pas sa capacité d'employer son cerveau de façons que lui ou d'autres peuvent associer avec son autisme. Il acquiert juste la capacité d'utiliser aussi son cerveau d'une manière différente quand il en a besoin ou s'il veut participer au monde non-autistique.

Tyler a acquis cette capacité en travaillant à son domicile pendant une semaine avec Ray. L'intuition soudaine de Tyler, des mois plus tard, de sa capacité à arrêter ou à redémarrer son autisme (et sa musique intérieure) était liée à son besoin d'interagir avec les autres ; c'était un signe qu'il était prêt pour l'étape finale.

Chapitre 4

Les Outils Davis pour l'Orientation

L'objectif principal de la phase d'Individuation du programme de l'Approche Davis de l'Autisme est de fournir au client autiste un ou plusieurs des outils Davis pour l'orientation. L'orientation est un précurseur nécessaire pour le reste du programme, ainsi un individu qui ne peut pas s'orienter ne pourra pas progresser plus avant. Dans de nombreux cas, la technique de l'orientation est apprise rapidement et le client est prêt pour se lancer presque immédiatement dans la phase suivante du programme. Dans d'autres cas, le processus peut être plus long.

Les facilitantes Davis savent d'après leur formation que la réponse à la question : « Combien de temps cela va-t-il prendre ? » est toujours « Cela prend le temps que ça prend. » Tous les individus sont différents et il n'y a aucun bénéfice à essayer de parcourir une étape à toute vitesse, même s'il est possible de le faire. On peut enseigner en moins d'une heure une forme d'orientation à un individu de haut niveau qui deviendra un expert pour se réorienter de lui-même en s'entraînant pendant plusieurs jours. Le même procédé peut prendre plusieurs semaines avec un enfant présentant de grandes difficultés, particulièrement lorsqu'il est non verbal.

Ouvrir la porte

Pour travailler avec succès avec un client, une facilitante Davis doit être capable de créer une relation de confiance. Une règle capitale pour n'importe quel programme Davis est qu'une facilitante ne travaille jamais avec un client non volontaire. Cela ne signifie pas qu'un client autiste doive positivement demander à suivre un programme. Il serait irréaliste d'attendre de nombreux autistes qu'ils soient capables de comprendre ce qui leur est proposé, ou de faire un choix en connaissance de cause sur le fait qu'ils désirent ou non suivre un programme.

Mais cela veut dire qu'une facilitante Davis ne travaillera pas avec un client qui ne coopère pas ou qui résiste visiblement à ses efforts. Contrairement à certaines démarches comportementales pour l'autisme, une facilitante Davis n'emploiera jamais aucune forme de contrainte, de menaces ni de renforcement négatif pour essayer de solliciter la coopération.

Ainsi lorsqu'une facilitante Davis rencontre pour la première fois un client potentiel, il est important qu'elle pose une fondation solide pour le travail futur. Comme beaucoup d'autistes sont réticents face à des étrangers, et par définition pas très doués pour les comportements sociaux, la facilitante doit être extrêmement sensible aux besoins de son éventuel client. Cela signifie que la facilitante doit s'adresser doucement à son client, d'une manière ouverte et patiente.

Les facilitantes Davis sont entraînées à des techniques spécifiques qui les aident lors de ce premier contact. Pour quelqu'un qui n'est pas un familier de l'autisme, le comportement de la facilitante peut apparaître un peu étrange. Un parent qui observerait depuis une pièce contiguë pourrait voir la facilitante traverser la pièce et s'asseoir près de l'enfant sans dire quoi que ce soit, paraissant ne faire aucun effort pour engager la conversation avec l'enfant ou pour attirer son attention vers elle. Cependant la facilitante comprend que l'enfant l'a probablement remarquée même s'il semble l'ignorer. Elle sait attendre jusqu'à ce qu'elle voie un signal de la part de l'enfant, peut-être un rapide coup d'œil vers elle, comme une indication qu'il est prêt à autoriser un contact plus large. L'enfant autiste répond positivement à l'attitude paisible de la facilitante. Pour cette première rencontre, il est important que la facilitante laisse à son client le contrôle du déroulement du temps. Accélérer le processus risquerait d'engendrer des sentiments de peur ou d'intimidation, qui en retour bloqueraient les progrès futurs.

Une fois que le client accepte la présence de la facilitante, elle peut expliquer brièvement – en des termes qu'il peut comprendre –

qui elle est, et lui demander sa permission pour l'autoriser à travailler avec lui. À nouveau, cette requête sera formulée de manière très simple.

Évidemment, les choses peuvent aller beaucoup plus vite avec un autiste de haut niveau. Un adulte Asperger a probablement contacté une facilitante de sa propre initiative. Un enfant de haut niveau peut être très bien préparé par ses parents pour cette rencontre avec la facilitante, et n'a pas besoin d'une longue introduction. La clé réside dans le fait que la facilitante va saisir le signal de son client ; elle va attendre et observer pour pouvoir adapter ses rythmes aux siens.

Le fait que la facilitante reçoive une formation spécifique ne signifie pas qu'elle va réussir dans tous les cas. Mais il existe une très forte probabilité pour que la facilitante formée à la méthode Davis soit capable d'établir un contact et de bonnes bases pour travailler avec succès avec le client. Parfois, si un enfant autiste résiste à la facilitante, la famille peut choisir un programme coaché, dans lequel la facilitante peut former un thérapeute ou un tuteur déjà familier de l'enfant et accepté par lui.

Évidemment, quelquefois cela ne marche pas, et une décision doit être prise pour renoncer au programme Davis, ou au moins attendre le moment ultérieur où l'individu sera prêt à accepter l'aide que la facilitante peut offrir.

Les outils Davis pour l'Orientation et les Capacités d'Auto-Régulation

L'Orientation Davis	*Basé sur les capacités de visualisation ; adapté pour les enfants plus âgés, les adultes et ceux qui pensent en images.*
L'Alignement / l'Attention	*Basé sur l'imagination kinesthésique, convient aux jeunes enfants, aux individus ayant des capacités de communication limitées, aux apprenants kinesthésiques.*
L'Orientation Auditive Davis	*Basée sur l'expérience auditive, adaptée pour les apprenants de tous âges, mais peut aussi être utilisée comme moyen d'amener les individus avec de faibles capacités de communication à s'orienter.*
Le Relâchement Davis	*Un exercice simple de relaxation, employé par toutes les facilitantes Davis, et donné à tous les apprenants.*
Le Compteur d'Énergie Davis	*Une technique pour développer la conscience de soi et la capacité de réguler son niveau d'énergie, aussi bien que pour développer la conscience des niveaux d'énergie des autres personnes.*
Les Exercices avec les Balles Koosh	*Des exercices simples de lancers de balles Koosh, utilisés pour l'orientation optimale et pour améliorer l'équilibre et la coordination.*

Enseigner l'Orientation à un Individu Autiste

Il existe trois voies principales pour guider un individu vers l'orientation, l'une utilise les images visuelles, une autre est fondée sur l'imagination tactile et sensorielle, et la troisième est basée sur un stimulus auditif.

La technique visuelle – *L'Orientation Davis* – suit le parcours que Ron Davis a découvert et utilisé comme première étape vers la correction de sa propre dyslexie persistante à l'âge de 38 ans, lorsqu'il a trouvé qu'il pouvait stabiliser ses perceptions en changeant la position de son œil de l'imagination. Cela fonctionne bien pour la plupart des individus dyslexiques de plus de huit ans, et souvent pour des autistes de haut niveau ayant de bonnes capacités de communication.

La méthode tactile nécessite d'imaginer et de se souvenir des sensations physiques d'une paire de mains posées sur les épaules comme un moyen de se réorienter soi-même. On l'appelle *l'Alignement Davis* ou *l'Attention*.[31]

On ne donnera jamais à un client Davis les deux méthodes de l'Orientation visuelle de « l'œil de l'imagination » et de la sensation des « mains sur les épaules » de l'Alignement en même temps. Bien que les deux méthodes produisent à peu près le même effet, la sensation d'être orienté est légèrement différente selon la technique utilisée. Cette petite différence n'affecte pas la capacité de la personne à stabiliser ses perceptions, mais cela produirait de la confusion – et de la désorientation – d'essayer de faire les deux en même temps. Habituellement, la facilitante commencera avec la méthode qui semble la meilleure pour le client, basée sur une évaluation préliminaire. Si plus tard le client a des difficultés avec

---

31 La différence principale entre l'Alignement et l'Attention tient dans la complexité du langage utilisé pour instruire et guider l'élève. L'Attention avait été développée à l'origine pour les jeunes enfants de 5 à 8 ans en environnement scolaire, mais peut aussi être appropriée pour un individu autiste de tout âge ayant peu de capacités réceptives du langage réceptif.

l'approche choisie, la facilitante peut commuter sur l'autre méthode, en ayant auparavant guidé son client à travers un processus de désactivation de la technique initiale.

Parce que ces techniques reposent sur la capacité du client à suivre une série d'instructions verbales, elles ne sont pas appropriées pour un enfant autiste qui n'a pas acquis au minimum les capacités de réceptivité du langage d'un enfant ordinaire d'âge préscolaire. La réceptivité du langage signifiant la capacité de comprendre et de suivre des instructions simples. Peu importe que l'enfant soit capable de parler de façon cohérente ou non, du moment qu'il peut comprendre et au minimum répondre à une instruction de la facilitante en hochant ou en inclinant la tête.

Si un enfant autiste ne peut pas suivre les instructions de l'Orientation visuelle ou de l'Alignement/Attention, la facilitante peut utiliser l'Orientation Auditive. Cette technique auditive peut aussi s'employer conjointement avec les autres formes d'orientation ; les facilitantes l'offrent généralement à tous leurs clients. Dans ce cas, la facilitante commence par l'Orientation visuelle ou bien l'Alignement si cela est possible, puis, après quelque temps de pratique de la première technique, guide le client à travers les procédures de l'Orientation Auditive.

L'Orientation Auditive implique l'écoute d'un son enregistré et répété à intervalles réguliers. Lorsqu'un individu est correctement orienté, il entend le son comme venant du point exact d'orientation : derrière et légèrement au-dessus de la tête, directement sur l'axe médian. Le son se réverbère pour permettre à la personne de détecter sa position.

Les êtres humains sont assez bons pour identifier la position d'un son même très légèrement placé à droite ou à gauche de leur axe médian, car le son venant de ce point décalé atteint toujours une oreille légèrement avant l'autre, ou bien il est entendu légèrement plus fort dans l'oreille qui est la plus proche du son. Mais lorsqu'un son est localisé exactement à mi-chemin des deux oreilles, il résonne de façon identique dans les deux oreilles, et le cerveau n'a pas les moyens de distinguer un son provenant de l'avant d'un autre provenant de l'arrière.

Dans la vie, les gens remarquent rarement ce problème. D'abord, un son réel dans une pièce va aussi se répercuter ou résonner en écho contre les murs et les meubles. Bien que le son lui-même ne donne pas d'indication telle que sa provenance de devant ou de derrière, les subtils échos du son se réfléchissant sur les meubles fournissent l'information supplémentaire nécessaire pour identifier la localisation du son.

Aussi, lorsqu'un individu entend un son du monde réel, il réagit habituellement en tournant la tête vers l'endroit qu'il pense être la source du son. Si le son se répète, sa source peut alors être dans une position légèrement différente par rapport à la tête de l'individu, ainsi il sera capable d'avoir un sens précis de la source du bruit.

Mais l'orientation auditive est une situation artificielle, au cours de laquelle le client écoute un son se répétant dans un casque ou des écouteurs. Le casque est là pour s'assurer que le son atteint les deux oreilles en même temps, même quand l'individu tourne la tête. Le véritable carillon utilisé pour faire cet enregistrement était suspendu à une corde et il a bougé d'environ un centimètre et demi dans chaque direction lorsqu'il a été frappé. Les réverbérations génèrent une série de sons plus amortis qui émanent à la fois des côtés gauche et droit du carillon. Ce qui permet d'attirer l'attention de l'individu vers le son, et fournit l'indication nécessaire pour localiser la position du son dans l'espace.

Un individu avec de bonnes capacités langagières peut suivre une série d'instructions spécifiques données par la facilitante lors de l'Orientation Auditive, et c'est souvent la procédure suivie aussi bien avec les autistes qu'avec les non-autistes. Cependant, la méthode auditive peut aussi s'employer avec un client qui n'a aucune compétence de langage, s'il veut bien porter un casque ou des écouteurs.

Lorsqu'une facilitante Davis ne peut orienter un client par une démarche impliquant des instructions – ou a peut-être un client qui n'est pas prêt à travailler avec la facilitante – on peut donner aux parents un CD du son enregistré pour l'écouter la maison. On propose typiquement aux parents de permettre à l'enfant de garder le casque sur les oreilles, ou les écouteurs, pour écouter le CD – ou tout autre appareil comme un MP3 – aussi longtemps chaque jour que l'enfant veuille bien l'écouter. Si l'enfant n'aime pas écouter seulement le son, celui-ci peut être enregistré en surimpression sur son morceau de musique favori que la famille apporte.

Avec cette démarche le processus d'orientation peut durer un peu plus longtemps, parce que sans instructions, le client doit trouver la localisation de la source du carillon de lui-même. Le CD a été enregistré avec un appareil conçu pour capturer de façon précise la localisation du son. Comme le son se répète à intervalles réguliers, l'attention du mental sera attirée vers lui, finalement l'individu va naturellement commencer à entendre le son à partir de sa place correcte, et devenir orienté à ces instants-là. Pour quelqu'un qui n'a jamais été orienté, ou est habituellement désorienté, l'attention peut rapidement s'éloigner de cette position ; mais la répétition du son va continuer à fonctionner comme un appât, pour faire revenir l'individu dans un état d'orientation. Plus l'individu expérimente l'orientation, plus il s'accoutume à entendre le son au bon endroit, et plus il lui sera facile de rester orienté pendant des périodes plus longues.

Si l'enfant refuse de porter le casque ou les écouteurs, Ron a conçu une méthode alternative expérimentale pour délivrer le son à l'enfant de telle sorte que sa position soit tout de même régulièrement ressentie. Jouer simplement le son extérieurement ne fonctionnerait pas, comme à l'aide de haut-parleurs dans la pièce où l'enfant joue, parce que la localisation du son changerait avec les mouvements de l'enfant. Pour que l'orientation auditive s'effectue, la source du son doit rester la même, par rapport à l'enfant, indépendamment de la façon dont il bouge ou se tourne.

Il est tout à fait possible pour un individu d'écouter des sons, clairement et précisément, sans le secours d'un appareil attaché aux oreilles. Entendre est simplement une question de minuscules os dans l'oreille qui convertissent les vibrations en signaux neuronaux ; les vibrations n'ont pas besoin de venir de la face externe des oreilles pour être entendues. Aussi Ron a-t-il développé un appareil qui transmet les vibrations du son par un autre endroit du corps. Pour faire cela, il emploie un tout petit appareil électronique, semblable à un lecteur MP3, avec une paire de petits émetteurs qui fonctionnent comme des haut-parleurs. L'appareil est attaché à une petite pastille auto-adhésive que l'on peut fixer sur la peau de l'individu. Les vibrations du son sont ainsi transmises par la peau et le corps et l'individu a l'impression d'être enveloppé par le son. Comme le volume est faible et le son intermittent, la sensation n'est pas envahissante ; c'est juste un moyen alternatif de permettre à l'enfant d'entendre un son unique répété de façon cohérente.

Ron a maintenant nommé son appareil un NOIT - Natural Orientation Inducing Tool – et actuellement cette unité est testée par un petit groupe de recherche de parents d'enfants sévèrement autistes. Cet appareil est très léger et peut facilement être posé dans le dos d'un enfant, porté sous les vêtements, à un endroit où il ne pourra probablement pas être délogé par les autres mouvements de l'enfant. Il est encore trop tôt pour tirer des conclusions élargies au sujet de l'efficacité de l'appareil NOIT, mais la recherche suivant son cours, les informations seront disponibles sur le site *www.noitresearch.org*

Les outils Davis d'autogestion

En plus des diverses approches pour l'orientation, tous les programmes Davis incluent trois autres outils simples d'autorégulation : le Relâchement Davis, le Compteur d'Énergie Davis et les exercices Davis avec les Balles Koosh.[32]

Le relâchement Davis

Le relâchement Davis est un exercice simple de relaxation et de relâchement du stress. Via un exercice scénarisé, l'individu est guidé pour contracter intentionnellement ses muscles, puis pour les relâcher, et pour porter son attention sur la sensation de relaxation. Cette sensation est nommée « relâchement » ; l'individu est guidé pour associer cette sensation avec l'acte de soupirer. Plus tard, à chaque fois que l'individu se sent anxieux ou frustré, il sait qu'il peut prendre une respiration de *relâchement* pour permettre aux tensions de quitter le corps, et pour les remplacer par la sensation d'une calme relaxation.

Bien que le Relâchement soit une technique spécifiquement développée par Davis, elle est très similaire aux démarches de relâchement du stress qui pourraient être enseignées en cours de yoga associées au concept de « respiration purifiante » et vous pourriez probablement trouver de nombreuses procédures de relaxation semblables, simplement en cherchant sur internet des exercices pour « relâcher le stress ». La technique de Relâchement est particulièrement précieuse pour sa simplicité.

Les facilitantes emploient aussi cette technique pour elles-mêmes, elles peuvent soupirer de relâchement à côté de leur client, ou l'employer comme rappel pour leur client ; ou à l'occasion, quand c'est la facilitante elle-même qui commence à se sentir un peu frustrée.[33] Cette technique peut être apprise par la famille aussi.

---

32 Comme l'Orientation et l'Alignement Davis, ces outils sont décrits intégralement dans le livre de Davis : *le Don de Dyslexie* (Davis and Braun, Gift of Dyslexia 2010)

33 Le soupir peut être une réponse naturelle à la frustration pour tout événement. Basé sur les observations de sujets à qui on a demandé de travailler sur des puzzles insolubles et frustrants, un chercheur a conclu que « les soupirs sont souvent des expressions non intentionnelles d'une activité, d'un plan, ou d'un désir qui doit être rejeté, créant ainsi une pause avant de pouvoir être remplacé par une nouvelle initiative ». (Teigeh 2008)

Avec une compréhension et un vocabulaire partagés par tous, cela peut fournir un outil de détente d'emploi facile à la maison aussi bien qu'au cours des séances avec la facilitante.

Le Relâchement est toujours enseigné conjointement avec l'Orientation, l'Alignement ou l'Attention, et sera généralement employé comme la première étape de la réorientation. Si une facilitante travaille avec un client et que celui-ci éprouve quelque difficulté, la facilitante va particulièrement l'encourager à pousser d'abord un soupir de relâchement, puis ensuite à utiliser sa méthode d'orientation pour recentrer son attention.

Si un client autiste est non-verbal et dépend de l'écoute de l'enregistrement auditif du « ting », l'enseignement en bonne et due forme du relâchement peut être différé jusqu'à ce que le client soit capable d'écouter et de suivre des instructions. Cependant la facilitante fera elle-même le relâchement au cours de son travail avec son client. Une facilitante Davis sait comment employer le relâchement comme outil pour elle-même avant même d'entrer dans une pièce et commencer à travailler avec son client. Cela aide à s'assurer que la facilitante ne va pas apporter ses propres tensions extérieures et son anxiété au sein de son travail avec chaque client.

Le Compteur d'Énergie

On utilise le compteur d'énergie pour aider un individu à réguler son propre niveau d'énergie, ainsi que pour apprendre à observer et répondre de façon appropriée à ceux qui l'entourent. On enseigne au client à imaginer un bouton de réglage, comme on pourrait en utiliser un pour contrôler le volume de la musique, et à assigner un niveau d'énergie différent à chaque nombre du compteur. Le nombre 1 correspondrait au sommeil, le 9 ou le 10 seraient pour le plus haut niveau d'agitation et d'activité – par exemple, ce que ressentirait une personne pourchassée par un tigre. Le client est encouragé à se régler sur un nombre qui correspond à son propre niveau d'énergie lors d'une activité quotidienne normale. Habituellement, c'est quelque part entre 4 et 6.

Avec le compteur, le client est d'abord encouragé à s'observer lui-même. La facilitante peut demander, « Où est ton compteur maintenant ? » « Est-ce le bon niveau pour ce que nous sommes en train de faire ? » « Quel réglage serait meilleur ? » « S'il te plaît, reviens à ce réglage. » Ainsi un enfant qui semble très agité et très actif pendant une séance de travail avec la facilitante pourrait être guidé pour diminuer son compteur de 8 (trop élevé) à 5. On pourrait utiliser cette démarche dans l'autre sens, pour aider une personne somnolente à se tonifier en augmentant son compteur interne de 3 à 5.

Le client Davis apprend aussi à observer les autres et à estimer quels pourraient être leurs niveaux d'énergie. Par exemple, on peut demander à un enfant d'observer d'autres enfants dans la cour qui participent activement à un jeu – peut-être que leurs compteurs seraient sur 7 ou sur 8.

Cet exercice s'emploie régulièrement au fil du temps, et spécialement pour tout individu qui éprouve des difficultés dans ses relations sociales ou dont le comportement tend à agacer ou à contrarier les autres. Entre l'observation de soi-même et l'observation des autres, cet exercice va aider l'individu à construire et à renforcer sa capacité de moduler son niveau d'énergie pour qu'il soit compatible avec son environnement et synchronisé avec les autres.

Le langage précis et le type d'activités faites avec le compteur d'énergie varient selon l'âge, les besoins du développement, et le vocabulaire du client. Pour un client avec de l'autisme apprendre et comprendre cet outil pourrait être très difficile. Il requiert une pensée symbolique, et l'assignation d'un nombre arbitraire à un état émotionnel ou physiologique. Il requiert aussi une conscience de soi, la capacité de centrer son attention sur les autres et de tirer des conclusions d'un état émotionnel interne.

En même temps, cet outil est d'une utilité exceptionnelle pour le client autiste, et peut en lui-même produire une nouvelle compréhension aussi bien que fournir un moyen simple et direct d'améliorer ses compétences sociales. Aussi le Compteur d'Énergie fait incontestablement partie de l'arsenal des outils Davis inclus dans un programme pour l'autisme. Cependant, selon le niveau d'aptitude du client, le compteur pourra être introduit à un moment ultérieur, peut-être après que le client ait été capable de modeler un *soi* en pâte ou peut-être après avoir maîtrisé les concepts de *temps*, *d'ordre* et de *séquence*. Dans certains cas, un client autiste peut ne pas être capable de comprendre l'idée du compteur sans ces concepts supplémentaires qui lui seront donnés pendant la première partie de la phase du développement de l'identité.

Les Exercices avec les Balles Koosh

On utilise les exercices avec les balles Koosh pour le réglage optimal de l'orientation ainsi que pour l'amélioration de l'équilibre et de la coordination de l'individu. Pratiquement, un client Davis utilise ses capacités d'orientation ou d'alignement alors qu'il est en équilibre sur un pied et qu'il attrape une balle Koosh que la facilitante ou une autre personne tutrice lui lance. Si le client est correctement orienté, cela devrait lui être facile d'être en équilibre pendant un court instant pour attraper la balle qui lui est doucement lancée.

De même que pour les autres outils, l'introduction de cet exercice peut être différée jusqu'à ce que le client autiste soit prêt. Si l'on n'a pas enseigné une orientation par une des démarches basées sur des instructions, le client ne sera pas prêt à utiliser les balles Koosh dans le but d'améliorer son orientation. On ne lui a pas encore enseigné à penser consciemment à son orientation, alors il ne pourra pas comprendre cette partie de l'exercice.

Mais l'exercice des balles Koosh fonctionne aussi, au cours du temps, pour améliorer la capacité de l'individu à coordonner le mental et le corps, spécialement en impliquant les tâches qui nécessitent de franchir la ligne médiane, comme attraper la balle alternativement avec la main droite et la main gauche. On utilise les

balles Koosh parce qu'elles sont légères, faciles à attraper ;
lorsqu'elles sont lancées doucement, il est improbable qu'elles
rebondissent sur les mains de la personne qui essaye de les attraper.

L'orientation consiste principalement en l'harmonisation des
fonctions mentales, elle rend l'individu capable de se servir de son
cerveau pour percevoir son environnement de façon cohérente,
également pour établir des connexions entre sa pensée et ses
mouvements, ce qui est souvent difficile pour les autistes. La
facilitante va introduire un certain nombre d'activités comme se
tenir sur un pied et attraper une balle dans une main, attraper une
balle dans chaque main, attraper une balle lancée dans la direction
de la main la plus proche, puis avec la main opposée, puis attraper
les deux balles ensemble. Naturellement ces exercices sont adaptés
selon les besoins pour s'adapter à toute limitation physique du
client et débuteront à son niveau d'aptitude physique. Si quelqu'un
n'est pas capable de se tenir debout sur un pied, on peut commencer
l'exercice avec les deux pieds sur le sol. Si l'individu ne peut pas se
tenir debout du tout, on peut faire l'exercice assis. Le but est de faire
ce qu'il est possible de faire avec cet individu, en comprenant qu'en
pratiquant régulièrement, les capacités s'amélioreront au fil du
temps. On peut introduire des variations adaptées aux besoins du
client et en fonction de ses compétences qui se développent.

Les activités avec les balles Koosh sont de courts moments,
habituellement lors de pause au cours d'autres tâches. Il n'y a pas
d'emploi du temps défini : plus l'individu joue avec les balles Koosh
au cours du temps, plus ses capacités de coordination mentale et
physique vont s'améliorer.

Chapitre 5

L'importance du Soi

Le mot autisme est dérivé de la racine grecque *autos*, qui signifie « soi ». C'est quelque peu ironique, sachant que l'autiste a souvent de grandes difficultés à développer une conscience de soi ou à comprendre le véritable concept de *soi*, ou tout du moins à conceptualiser le *soi* de la même façon qu'un individu non-autiste. Les technologies d'imagerie du cerveau révèlent que les adultes autistes montrent des circuits d'activation du cerveau différents de ceux des sujets témoins non-autistes lorsqu'ils sont confrontés à des tâches nécessitant de penser à soi en comparaison à des tâches impliquant de penser à d'autres.[34] De plus, les enfants autistes sont un peu moins susceptibles que leurs pairs non-autistes d'utiliser les pronoms personnels ou les attitudes auto-référentielles dans la communication.[35]

Davis emploie le terme d'*individuation* pour désigner le processus de développement de la conscience de soi. Un individu qui est *individué* peut s'identifier comme étant séparé de tous les autres. Il fonctionne comme une unité individuelle. Ses sens et ses perceptions peuvent fonctionner en harmonie et il a la capacité d'être pleinement conscient de son environnement.

Développer la conscience de soi

Un enfant qui se développe d'une façon typique va commencer son processus d'individuation à peu près au moment où il se met à marcher, et il devient complètement individué vers les 3 ans. Le processus est visible avec l'apparition du langage ; le tout-petit s'exprime fréquemment à l'aide de mots ou de phrases telles que « à moi » ou « moi faire » ou « non ! ». Le tout-petit a développé un sens de lui-même comme étant séparé des autres, en même temps que son propre lot d'opinions et une forte envie de les affirmer.

---

34 (Lombardo, Chakrabarti, et al. 2010) (Frith and Frith 2008).
35 Hobson and Meyer, Foundations for self and other : a study in autism 2005) (Lind and Bowler 2009)

L'enfant autiste peut partager la sensation première de Ron d'être tout et rien à la fois – d'exister, de sentir, de percevoir – mais pas de fonctionner comme un individu cohérent et indépendant. Un autiste de très haut niveau pourrait apparaître dépourvu de la conscience de soi, aussi bien qu'égocentrique ; mais les bizarreries et les nuances de son comportement peuvent résulter d'une individuation incomplète. Par exemple, il peut avoir l'habitude de parler sans cesse d'un sujet particulier, hautement technique, qui l'intéresse profondément. Son manque de conscience que la plupart des gens sont agacés par le sujet découle de son incapacité à réaliser pleinement qu'il n'est pas seulement séparé, mais différent des autres qui l'entourent. Ceux-ci ne partagent pas ses intérêts. Cette caractéristique est quelquefois considérée comme une insuffisance dans la « théorie de l'esprit (Theory of Mind) » ; c'est-à-dire à une incapacité à comprendre que les autres ont des convictions, des désirs et des intentions qui sont différents des siens propres. Mais les chercheurs reconnaissent maintenant que la difficulté autistique à imaginer et prédire les processus de pensées des autres prend probablement naissance dans une conscience et une compréhension moindre de l'individu de son propre fonctionnement mental.[36]

Pour développer une conception de soi, un individu doit avoir la capacité de percevoir son environnement de façon cohérente, d'intégrer et d'harmoniser ses perceptions avec les sensations qu'il éprouve. Lorsque les perceptions sont perturbées, un individu peut être facilement trompé en perdant la sensation des frontières de son propre corps. L'illusion de la main en caoutchouc en est un exemple. Lorsque la propre main d'un individu est placée hors de sa vue, et qu'une fausse main visible est caressée en cadence avec la vraie main cachée pendant une minute ou deux, l'individu va commencer à ressentir la fausse main comme faisant partie de son corps.[37] Si on

---

36 (Lombardo and Baron-Cohen, The role of the self in mindblindness in autism 2011))

37 Pour voir cette illusion en action, voir Rubber Hand Illusion, http://www.youtube.com/watch?v=TCQbygjG0RU (uploaded par newscientistvideo le 19 septembre 2007 ; vu le 10 juin 2010) ou The Rubber Hand Illusion – Horizon : Is Seeing Believing ?,

lui demande de fermer les yeux et d'indiquer la position de sa main, l'individu indique la fausse main ; et s'il a les yeux ouverts, l'individu va tressaillir si l'expérimentateur frappe la fausse main.

Cela ne prend que deux minutes pour tromper un cerveau adulte complètement développé et lui faire confondre une fausse main avec une vraie main. De la sorte, il n'est pas difficile de voir que les perceptions sont importantes pour commencer même à développer la conscience du corps. Les expérimentations personnelles de Ron Davis démontrent l'effet direct de la désorientation sur la précision des perceptions.[38] Aussi s'attend-on à ce que l'individu dont les perceptions sont incohérentes à cause d'un manque d'orientation stable développe un sens incohérent des limites de son propre corps.

Même avec des autistes de très haut niveau, on observe souvent un faible développement de la conscience du corps au travers d'une démarche gauche ou maladroite ou de faibles capacités de coordinations physiques. Par exemple, l'auteur Eric Chen décrit ses expériences d'enfance :

> « Je ne regardais jamais le monde depuis l'intérieur de mon corps, je n'étais pas 'en' moi.

> « Je ne savais pas que je possédais un corps. Mes mains ne m'appartenaient pas et je ne savais pas que j'avais des pieds. Je n'avais aucune idée de l'endroit où se

---

http://www.youtube.com/watch?v=sxwn1w7MJvk (uploaded par BBC le 15 octobre 2010 ; vu le 10 juin 2010)

38 L'impact des perceptions a été démontré par une série d'expériences utilisant l'illusion du corps échangé, une variante de la main en caoutchouc, où l'imagerie en 3D est utilisée pour évoquer la sensation que le sujet habite un autre corps. Lorsque l'illusion est créée en utilisant un corps de la taille d'une poupée Barbie, les participants à la recherche ont rapporté avoir perçu des objets ordinaires (un crayon et la main de l'expérimentateur) comme étant gigantesques. Lorsque l'expérience a été répétée avec une autre série de sujets utilisant un corps artificiel géant, les participants ont jugé les objets ordinaires beaucoup plus petits. Un effet similaire a été observé pour la capacité de juger les distances dans l'espace (van der Hoort, Gutertam and Ehrsson 2011)

trouvaient les parties de mon corps, à moins que je ne les regarde avec mes yeux. Je n'avais pas conscience non plus de pouvoir contrôler les parties de mon corps, ni précisément comment le faire.[39] »

Un individu doit avoir un sens de la conscience de son corps afin de développer aussi un sens de l'intégration du mental et du corps, et ce sens de l'intégration est nécessaire pour imaginer un soi individué. Sans la capacité de s'orienter, l'individu a peu de chances de développer un sens de soi complet et cohérent.

L'orientation Davis et l'émergence de la conscience de soi

Lorsqu'un client autiste acquiert la capacité de s'orienter en apprenant une ou plusieurs techniques Davis, il va commencer à expérimenter son monde d'une façon nouvelle. Puis il va commencer à s'individuer. Cela se produira que l'individu entreprenne ou non l'étape suivante du programme Davis. L'individuation est le résultat naturel des perceptions harmonisées et cohérentes. Si un individu peut donner du sens à son monde et si ses perceptions sont cohérentes d'heures en heures et de jours en jours, cet individu va développer naturellement un sens de ses propres limites physiques et mentales.

Cependant, si on laisse faire la nature toute seule, le processus d'individuation pourrait aussi durer longtemps et être très désordonné. Lorsqu'un tout-petit au développement traditionnel s'individue, il traverse véritablement une phase au cours de laquelle il exprime sa volonté par ses accès de colère, connue de la plupart des parents comme « la période du non, ou phase d'opposition ». Accompagnant le fait qu'il réalise qu'il est sa propre personne et qu'il a sa propre opinion, sa rage éclate chaque fois que son opinion est violée, et sa frustration chaque fois que des adultes grands et

---

39   (E. Chen 2009)

forts exercent leur autorité en violation de son opinion – par exemple en refusant de lui acheter des bonbons au supermarché.

Cet accès de colère qui se produit avec l'émergence du sens du soi du tout-petit est différent de celui d'une crise autistique. L'accès de colère du tout-petit est lié à sa capacité croissante pour développer une intention et une reconnaissance des relations de causalité. Il va généralement piquer une colère parce qu'il veut quelque chose que ses parents ne lui permettent pas d'avoir, ou pour éviter quelque chose que ses parents veulent lui imposer. Souvent la colère cesse très brusquement si les demandes du tout-petit sont satisfaites. Naturellement, les bons parents savent que c'est une erreur de céder aux crises des tout-petits, mais le tout-petit qui est sur un sain chemin d'individuation développe d'autres façons plus sophistiquées d'exprimer ses désirs et devient meilleur pour réguler ses propres émotions au cours du temps. Parce qu'il a aussi développé la capacité de percevoir le monde avec précision et cohérence, il peut créer des connexions entre un événement et un autre, et développer un sens de cause à effet. En grandissant, il va expérimenter des stratégies alternatives telles qu'une utilisation efficace du langage et des tactiques telles que la flatterie, la supplication ou la négociation. Les crises vont s'estomper.

La crise du tout-petit est alimentée par son sens émergent du soi et par sa capacité d'exercer son contrôle sur son entourage, couplée avec la colère et la frustration quand ses efforts pour exercer son autorité sont contrecarrés. L'autiste plus âgé aura la même réponse quand émergera son sens du soi, mais plus l'individu est grand, plus il pourra faire de dégâts lorsqu'il laissera libre cours à sa frustration. Ron Davis a travaillé sur les moyens d'orienter les individus autistes bien avant qu'il ne développe un programme pour les guider une fois orientés. L'un de ses premiers clients, une adolescente, exprimait l'émergence de son sens de soi en brisant chacune des fenêtres de la maison de ses parents.

La plupart des parents qui cherchent de l'aide pour un enfant autiste veulent aussi voir des améliorations dans le comportement.

Il y a une différence entre un enfant qui échoue à combler les attentes de comportement de ses parents à cause de son manque de capacité (l'enfant autiste) et celui qui est à la fois capable et provocateur. Mais il est très difficile pour la plupart des parents de voir la provocation comme un signe de progrès, surtout lorsque la provocation entraîne un comportement qui cause des dégâts aux objets matériels ou blesse les autres.

Aussi est-il logique d'aider les enfants et les adultes autistes à venir à bout de leur sens de soi nouvellement découvert avec un guidage et un plan. Contrairement à un tout-petit, l'autiste plus âgé a l'intellect nécessaire pour saisir et intégrer des concepts appris en associant un enseignement explicite et une exploration guidée. Les mêmes concepts que le tout-petit apprend par essais et erreurs peuvent être transmis à l'autiste plus âgé par une série organisée de leçons conceptuelles, sur une période de quelques semaines plutôt que sur des années.

Davis n'est pas un programme pour enseigner ou pour influencer un comportement, aussi n'existe-t-il rien dans Davis qui garantisse que l'individu qui se développe se comportera conformément aux vœux des parents. Au contraire, pour un adolescent ou un jeune adulte, une certaine dose de résistance aux demandes parentales est normale et attendue.

Mais le programme Davis peut fournir et fournit vraiment à chaque client la connaissance, le savoir-faire et la compréhension nécessaires pour commencer à formuler des décisions saines et appropriées à son âge. Sans les concepts Davis, il ne serait pas raisonnable d'attendre d'un enfant de douze ans nouvellement orienté et individué d'avoir les possibilités et l'autonomie des autres enfants de douze ans ; l'enfant autiste a simplement raté des années de leçons de vie que les camarades de son âge ont expérimentées. Plus il est âgé au moment du programme Davis, plus grand est le gouffre entre sa connaissance expérimentale et ce qui est attendu des individus de son âge au développement traditionnel.

Le but du programme Davis est de combler ce fossé. Cela se fait à l'aide du processus de la Maîtrise des Concepts Davis, un programme associant le modelage en pâte et l'exploration de l'environnement, structuré et organisé spécialement pour répondre aux besoins des clients autistes.

La Signification de la Maîtrise

La première étape dans la phase de la Maîtrise des Concepts d'un programme Davis est le modelage du concept de *soi* en pâte. Dans de nombreux cas, on peut le faire immédiatement après avoir donné au client autiste les outils d'orientation. Cependant, certains individus ne sont pas immédiatement prêts, et il peut se passer une période de plusieurs semaines ou mois avant que l'individu n'ait expérimenté suffisamment longtemps la vie en état orienté pour s'individuer. Ce délai serait plus fréquent pour les individus qui n'ont pas été capables d'apprendre l'orientation par une démarche basée sur des instructions mais par celle basée sur l'écoute soutenue du son de l'orientation auditive.

Ron Davis croit que la maîtrise est la forme d'apprentissage la plus vraie. Un individu qui aura maîtrisé une idée ou un concept n'aura plus à s'appuyer sur sa mémoire pour se rappeler cette idée ou pour l'utiliser. Au lieu de ça, une fois maîtrisée, cette idée devient une partie de l'individu, quelque chose qui est automatiquement avec lui, sans besoin d'un effort conscient de rappel. C'est devenu quelque chose d'inné, d'admis et considéré comme allant de soi. La plupart des capacités et des connaissances utilisées quotidiennement par les êtres humains ont été maîtrisées.

Un bon exemple est le trajet que suit chaque jour un individu pour aller au travail et en revenir. Au bout d'un moment, le trajet devient tellement gravé dans son cerveau qu'il est parfaitement capable de prendre sa voiture, d'arriver sans encombre à son travail à l'heure précise, tout en écoutant la radio et en pensant à des choses sans aucune relation avec la tâche de conduire. Le trajet a été appris à un moment, mais avec le temps, c'est simplement devenu quelque chose que l'individu peut gérer sans pensée consciente.

Davis croit également que dans le but de *maîtriser* quelque chose ou idée, un individu doit l'appréhender de trois façons : en tant qu'observateur, en tant qu'individu situé à la cause et en tant qu'individu situé à l'effet. Davis a assigné un nom à chacun de ces types d'apprentissage : la *compréhension* pour l'information apprise par un observateur ; la *connaissance* pour l'information acquise en en faisant les frais ou en expérimentant l'effet ; et le *savoir-faire* pour ce qui est appris en créant soi-même ou en étant du côté de la cause.

La démarche Davis pour former les facilitantes est structurée selon le même concept. Comme partie intégrante de leur formation, chaque facilitante Davis passe une semaine dans le rôle du client recevant un programme (effet) ; une semaine dans le rôle d'observateur d'une collègue stagiaire délivrant un programme à une autre qui joue le rôle du client ; et une semaine à exécuter le rôle pour lequel elle est formée ; elle délivre un programme (cause).

Le lecteur perspicace – ou confus – remarquera que l'ordre de présentation de chacun de ces éléments de maîtrise a varié entre les deux paragraphes précédents. C'est parce que l'ordre dans lequel ces processus pour voir, recevoir et faire s'enchaînent, n'a absolument aucune importance. Dans la vie réelle, il est probable qu'il y aura un mélange de ces processus lors de la maîtrise d'idées et de concepts complexes. Un individu n'est habituellement pas tourné vers un seul type d'apprentissage exclusif des autres, mais presque toute expérience d'apprentissage participatif inclura probablement un petit peu des trois éléments.

Davis croit aussi qu'il ne peut y avoir de véritable apprentissage sans implication d'un processus de créativité. Ce n'est qu'une autre façon d'exprimer l'idée que la connaissance et la compréhension ne sont pas suffisantes pour atteindre la maîtrise ; l'individu doit aussi posséder le savoir-faire avant de pouvoir intégrer véritablement la connaissance. Pour reprendre l'exemple du banlieusard expérimenté : le travailleur pourrait étudier une carte ou disposer de quelqu'un qui le conduirait à son travail chaque jour, mais le trajet ne sera vraiment maîtrisé qu'après avoir personnellement pris le volant pour le faire lui-même, et probablement plusieurs fois.

Ces principes de base sont à la racine de toute la méthodologie Davis, et c'est le chemin qui doit être suivi avec le client autiste à travers la Maîtrise des Concepts. C'est l'une des raisons pour laquelle la pâte à modeler est utilisée, car le modelage fournit au client l'opportunité de créer le concept par lui-même.

Il est important de conserver en mémoire qu'un individu peut créer sans avoir besoin d'une imagination débordante ou originale. Quand Davis a commencé à travailler avec les clients dyslexiques, cette remarque n'avait pas lieu d'être ; les dyslexiques ont tendance à être extrêmement créatifs, à être des penseurs hors-normes, qui se délectent de l'occasion de faire quelque chose d'une façon unique et originale. Par contraste, de nombreux autistes semblent vraiment très concrets dans leurs pensées ou dans l'expression de leurs idées.

Mais Ron Davis lui-même fit ses premiers modelages en glaise rouge à l'époque où il était encore dans le vide. Lorsqu'il convoitait les canifs et les montres de ses frères, il ne voulait pas modeler quelque chose de nouveau ou de différent ; il se servait de la glaise rouge pour façonner une copie des objets du monde réel. En tant qu'enfant, Ron a probablement essayé de faire ces copies comme une représentation des possessions de ses frères, aussi exacte que ses petites mains le lui permettaient.

Les modelages du programme d'autisme sont très largement guidés et dirigés par la facilitante Davis ou par un parent ou autre tuteur qui suit les instructions explicites d'un programme coaché. On demande au client de montrer ses propres idées pour de nombreux modelages, mais au début le client autiste peut avoir besoin de beaucoup d'incitations pour mettre en scène ses idées, et celles-ci peuvent être simples et prosaïques. Au fur et à mesure que le client autiste progresse, plutôt que de devenir plus imaginatif pour les modelages, il doit apprendre à construire des modelages dans « la forme la plus simple » – c'est-à-dire à l'aide d'éléments simples comme des boules et des flèches.

Pour les objectifs d'un programme Davis pour l'autisme, la capacité à utiliser la pâte à modeler pour représenter un concept abstrait est plus importante que le côté artistique du processus. La simplicité du modelage est l'expression de la capacité à s'engager dans une pensée symbolique. De nombreux autistes ont tendance à penser et à communiquer en termes très concrets, aussi un changement vers une représentation symbolique des idées abstraites peut être l'expression d'une véritable évolution. Naturellement, certains autistes ont un talent artistique exceptionnel, et certains peuvent être fascinés par l'opportunité de modeler en pâte des objets du monde réel. Mais le but final du programme reste orienté sur les concepts représentés, qu'importe que le modelage soit rudimentaire.

Davis emploie la pâte à modeler parce que cela fonctionne. La pâte est bon marché, prête à l'emploi, facilement remplaçable, et convient aussi bien aux enfants qu'aux adultes. Les types de pâte qui ont les faveurs des facilitantes sont les pâtes qui ne durcissent pas, suffisamment polyvalentes de sorte que la même pâte puisse être utilisée pour créer des modelages maintes et maintes fois, mais aussi suffisamment ferme pour que des modelages particuliers puissent être conservés et réutilisés lors de modelages ultérieurs, même si le processus pour terminer tous les modelages dure plusieurs semaines.

Cependant la pâte n'est qu'un simple outil. Il se trouve que c'est l'outil qui fonctionne le mieux avec le plus grand nombre de clients. Parfois un client autiste aura une aversion particulière pour travailler avec la pâte. Cela ne signifie pas que le programme Davis ne puisse pas être achevé avec ce client, cela signifie que la facilitante devra trouver un moyen pour contourner l'aversion du client. Parfois le client déteste la texture, la couleur ou l'odeur d'une pâte particulière, alors on peut substituer une autre marque. Certains clients peuvent ne pas aimer l'idée d'avoir de la pâte sur les mains, mais peuvent être ravis de travailler la pâte avec des gants. Parfois on a besoin d'explorer un matériel différent– il n'est rien d'inhérent aux modelages Davis qui ne puisse être accompli avec des K-nex® ou des briques de Lego® ; c'est simplement que la plupart du temps il est plus facile de travailler avec la pâte.

Construction d'un Modelage du Soi

La phase de maîtrise des concepts du programme d'autisme Davis commence avec le modelage de « soi ». Comme c'est le premier modelage que le client doit construire, la facilitante réalise habituellement son propre modelage comme exemple, pour que son client puisse clairement voir ce qui est attendu. Elle va lui demander de façonner un petit personnage en pâte à modeler d'environ cinq à sept centimètres de haut, qui a la forme d'une personne. Elle explique que ce modelage va représenter le client, et dit, « Ce personnage va te représenter, et tu l'utiliseras pour montrer comment tu t'intègres dans les idées. »

Généralement on réalise un modelage très simple. Si le modelage a deux jambes, deux bras et une tête, cela suffit pour les objectifs du programme. Il n'y a aucune nécessité particulière pour que le modelage décrive très précisément l'apparence de l'individu.

Une fois que le modelage est façonné, il faut lui donner un nom. Généralement, on lui donne le nom « moi », parce que « moi » est le mot qu'un individu emploierait dans une phrase en parlant de lui-même. Lorsque le modelage est fait, on prend des boudins de pâte à modeler pour façonner les lettres du mot : m, o, i. Le mot est posé devant le modelage.

Une fois le modelage fini, la facilitante guide le client en utilisant un dialogue très spécifique. Le client doit montrer du doigt le modelage et dire :

« Tu représentes moi. Tu représentes chaque expérience vécue par moi, toute la connaissance, tout le savoir-faire, toute la compréhension »

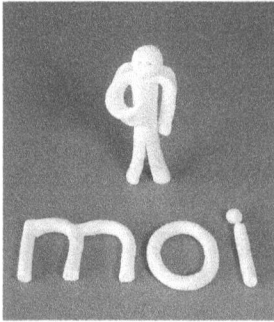

À ce point du programme le client autiste n'a pas besoin de comprendre complètement tous les mots de la phrase. Même un client verbal de très haut niveau n'a pas encore atteint les parties du programme où les concepts de connaissance, savoir-faire, compréhension sont entièrement explorés. Mais un enfant plus jeune ou un adolescent ou adulte de fonctionnement autistique moins élevé peut aussi faire face à un vocabulaire nouveau. Il n'est pas important que l'autiste comprenne chaque mot à ce point du programme ; le seul concept important pour commencer est l'idée qu'un modelage en pâte à modeler puisse être utilisé pour représenter *soi*.

Les mots représentant les autres concepts sont importants à ce stade parce qu'ils seront répétés plus tard, au cours du programme. Avec le modelage de *soi*, la facilitante a introduit une structure qui va guider le client d'un bout à l'autre du programme et augmenter sa capacité d'intégrer les concepts qui lui seront présentés tout au long de ce programme.

Bien que chaque modelage inclue effectivement un modelage de l'orthographe du mot, il n'est pas dans l'intention du programme d'autisme d'enseigner à lire à un client qui ne sait pas encore lire. Si le client ne sait pas encore lire seul, alors il a seulement besoin de comprendre que les lettres représentent les mots prononcés ; la facilitante doit l'aider si nécessaire à faire les lettres et à les poser. En ce qui concerne le programme d'autisme, lire n'est pas important – mais les mots le sont. La façon la plus simple pour faire un modelage du son d'un mot, par opposition au concept qu'il représente, est d'utiliser les lettres pour l'orthographier en pâte à modeler.

Typiquement, chaque modelage doit inclure aussi une flèche en pâte à modeler partant du mot et pointant vers l'endroit du modelage que le mot décrit. Dans certains cas, lorsque le modelage entier décrit un simple concept unitaire, la flèche n'est pas nécessaire. La flèche – que Davis nomme « la flèche dominante » – est utilisée chaque fois qu'il est nécessaire d'indiquer le lieu du modelage qui décrit la signification correspondante au mot. Au fur et à mesure que le client avance dans le programme, il arrive qu'un modelage unique soit utilisé pour décrire de multiples concepts ; la flèche dominante est alors essentielle pour aider à distinguer les idées contenues dans le modelage.

Après le premier modelage réalisé, la facilitante doit guider le client pour représenter trois aspects distincts du soi : le *corps*, le *mental*, la *force vitale*. Cela est fait en modelant chaque mot en pâte à modeler, puis en utilisant des flèches et des cercles en pâte à modeler pour indiquer la partie du modelage qui représente chaque concept. À chaque étape une définition est donnée au client en respectant le scénario suivant :

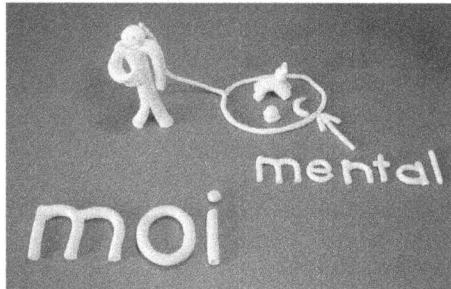

[Montrer le modelage avec le doigt]
« *Tu représentes mon **corps**, ma forme physique.* »
[Montrer le mot avec le doigt]

« *Tu dis **corps**, tu veux dire forme physique.* »

On suivra le même scénario pour chaque concept introduit dans le reste du programme : le client doit créer le modelage d'un mot et une description concrète de ce que le mot représente, et lorsque cela est fait, le client doit s'adresser à haute voix au modelage. Le modelage représente le concept lui-même, les lettres « disent » le mot dont la signification est représentée par le modelage.

Si le client est non-verbal, la facilitante travaillera en utilisant n'importe quel moyen de communication dont dispose le client. Pour suivre un programme Davis, le client doit avoir les capacités de réception du langage nécessaires pour comprendre la facilitante et lui répondre, mais si le client lui-même ne peut pas ou ne veut pas parler, on peut substituer la gestuelle au langage parlé.

Les trois aspects du *soi* (ou moi) sont définis comme suit :

le corps	la forme physique
le mental	le processus de la penser
la force vitale	la pulsion à être qui « je » suis et ce que « je » suis

L'individuation est un processus pour s'accorder avec l'idée du « soi » en tant que personne, et elle commence avec l'intégration des concepts du corps, du mental, de la force vitale comme trois aspects distincts mais intégrés de la personne en tant qu'individu.

Les termes « corps » et « mental » sont faciles à définir et à comprendre. En pâte à modeler, le corps peut être décrit simplement en posant une flèche en pâte partant des lettres du mot « corps » et pointant vers le modelage de soi. « Le mental » est décrit par la création d'une bulle de pensée – une boucle de pâte à modeler raccordée à une extrémité à la tête du soi, avec des morceaux de pâte à modeler disposés à l'intérieur de la boucle pour représenter les pensées.

Dans la plupart des dictionnaires français on ne trouvera pas écrit le terme « force vitale ». Un dictionnaire définit l'expression « la force vitale » comme « la force : Énergie, intensité d'action. Cause d'action. Puissance... et vitale : Qui appartient à la vie, qui est essentiel à la vie, primordial, indispensable, fondamental »[40] Les philosophes, les scientifiques cognitivistes et les théologiens pourraient débattre sans fin sur le concept de « force vitale » – si elle existe comme une entité séparée ; ses relations avec les concepts tels que la conscience, l'esprit, l'âme ; sa genèse et sa source. Mais le but du programme Davis est seulement de présenter les concepts dans leur plus simple incarnation, afin de donner au client autiste tout ce qui est nécessaire pour fonctionner dans la vie, mais pas plus que nécessaire. Un concept non nécessaire ou superflu est une cause potentielle de confusion ; cela allongerait aussi le programme et prendrait un temps qu'il est préférable de passer à se concentrer sur ce qui est indispensable.

Le concept de *force vitale* est indispensable parce qu'il contient le concept de *pulsion*. La *pulsion* est la base de l'émotion et de la motivation, et la source de l'énergie qui dirige chaque action et chaque décision dans la vie. Dans son état le plus fondamental, une pulsion est le comportement instinctif qui pousse à rechercher le plaisir et à éviter la douleur. Si un individu veut se comprendre lui-même, reconnaître ce qui le conduit à entreprendre toute chose dans la vie, alors il a besoin du concept de la *force vitale* comme la pulsion à être ce qu'il est et qui il est. L'exploration complète du concept de *pulsion* ne se fera que plus tard dans le programme. Pendant la phase d'Individuation, le concept est simplement représenté par un cercle en pâte à modeler qui entoure le modelage debout du soi, et une flèche pointe vers ce cercle.

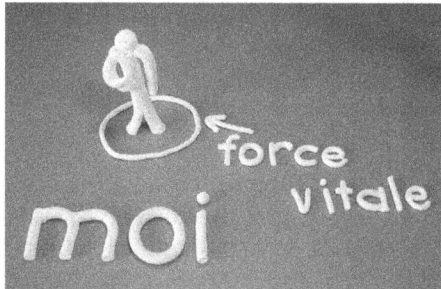

---

40 http://www.mediadico.com/dictionnaire/definition/force (accédé le 27 mars 2014

http://www.mediadico.com/dictionnaire/definition/vital (accédé le 27 mars 2014

Après que le client ait modelé « moi », et utilisé ce modelage pour décrire le *corps*, le *mental* et la *force vitale*, la facilitante le fera revenir au simple mot « moi » et lui fera dire :

[le mot « moi » est montré du doigt] :

« *Tu dis moi, et tu signifies toutes les expériences vécues par 'moi'. Toute la connaissance, tout le savoir-faire, toute la compréhension. Tu représentes ma pulsion à être qui je suis et ce que je suis.* »

Le premier modelage du soi est habituellement conservé pour être utilisé dans toute la suite du programme, car « soi » doit faire partie de chaque modelage réalisé dans les parties du programme traitant des concepts du Développement de l'Identité et des Concepts Relationnels. À chaque fois que des modelages supplémentaires du soi sont réalisés, on répète le processus consistant à dire au modelage ce qu'il représente.

Lorsque le client a terminé le modelage du soi et ses trois aspects, il a démontré qu'il est complètement individué. Il est capable d'utiliser l'orientation pour s'assurer que ses perceptions sont cohérentes et que ses sens fonctionnent en harmonie lorsqu'il expérimente le monde. En modelant le soi, il a montré qu'il a développé une conscience de ce qu'il est en relation avec ses perceptions sensorielles maintenant stabilisées, ainsi qu'une conscience qu'il est un être unique, séparé et distinct des autres. La phase *d'Individuation* du programme Davis est terminée.

Chapitre 6

Développement de l'Identité
Une vue d'ensemble

La phase suivante du programme de l'Approche Davis de l'Autisme est le Développement de l'Identité. Avec l'individuation, l'individu est capable de reconnaître son propre *soi* comme quelqu'un séparé et distinct des autres ; mais on ne lui a pas encore donné une quelconque compréhension de ce qu'est le *soi*, ni de ce qu'il peut devenir. Il sait qu'il *est* mais il ne sait pas encore *qui* il est ni *ce* qu'il est, ni vers *où* il se dirige. Dans la partie finale du programme Davis, il sera capable d'explorer les relations sociales – mais auparavant, il doit faire ce qu'il faut pour résoudre les plus profonds mystères du *soi*.

Pour cela il doit d'abord surmonter le monde que le *soi* habite. Ensuite il doit comprendre son monde intérieur de pensées et d'émotions, et finalement il doit être mis en situation de prendre ses responsabilités dans le monde. C'est uniquement lorsque tout ceci est en place qu'il est prêt à évoluer vers l'étape suivante qui est d'établir des relations avec ses semblables, d'égal à égal.

Le Concept d'Identité

Le développement de l'identité n'est pas simplement une sorte d'intervention pour les individus autistes, mais plutôt un processus normal et continu que parcourt chaque être humain. Il commence dès que l'enfant s'individue, mais continue lorsque l'individu mûrit et intègre de nouvelles expériences, de nouvelles idées, de nouvelles compétences et une nouvelle connaissance dans son être. Il complète le concept Davis de *maîtrise*, parce que lorsque quelque chose est maîtrisé, cette chose devient une partie de l'individu, et fait partie dorénavant de son identité.

Le concept « d'identité » est inhérent aux mots employés pour exprimer la représentation de *soi* : chaque expérience que l'individu a vécue, toute la connaissance, tout le savoir-faire, toute la compréhension, et la pulsion à être qui il est et ce qu'il est.

Nos identités sont composées de multiples aspects ou de couches qui se sont ajoutées, incorporées au fur et à mesure de la vie. Chaque nouvelle expérience, chaque nouveau rôle ou nouvelle responsabilité s'ajoute à cette identité. Une expérience prolongée ou ressentie comme significative aura probablement un impact plus fort sur l'identité que celle qui est éphémère ou fugitive. Par exemple, si un individu déménage dans un pays nouveau et apprend à parler une nouvelle langue, ce changement peut avoir un impact profond sur son identité, car le langage, la culture, la nationalité exercent des influences puissantes. Chaque nouvel aspect se développe pour son propre compte, puisque c'est la réponse naturelle à toute nouvelle expérience.

Le client autiste qui vient pour un programme Davis a déjà une identité, il possède un lot d'expériences, il a un certain niveau de connaissance cumulée, il a des pulsions qui le motivent d'une certaine manière. Mais c'est une identité à laquelle il manque un élément important qui fait partie de l'identité des individus que l'on considère comme « normaux » dans leur développement : l'élément qui permet à l'individu de fonctionner efficacement dans l'environnement de sa communauté. Nous ferons référence à cet élément en tant qu'identité-noyau. Sans lui, l'individu n'est pas capable d'intégrer de nouvelles expériences et d'en tirer profit, tout simplement parce qu'il ne peut vraiment pas arriver à comprendre ni exercer de contrôle sur le monde.

La phase de développement de l'identité du programme Davis a pour but de construire l'identité-noyau, ajoutant une nouvelle couche de compréhension et d'intégration de la connaissance. Parce que c'est un ajout, cela ne modifie pas l'identité sous-jacente, cela stimule simplement une phase importante du développement qui n'a pas pris place naturellement du fait de l'état autistique de l'individu. Mais c'est aussi un socle : c'est la construction d'une identité centrale ou *noyau* qui peut se lier et se connecter aux éléments préexistants de l'identité, et préparer le terrain dans lequel le développement futur va s'enraciner.

Parce que l'identité continue de se développer toute la vie, l'achèvement de la deuxième phase du programme Davis ne termine pas le processus du développement de l'identité. Au contraire, elle fournit simplement des fondations plus solides pour le futur, le développement naturel tout au long de la vie qui va se mettre en place inévitablement. Avec ces fondations, il est probable que l'autiste va expérimenter un ensemble plus riche d'expériences de la vie dans l'avenir. Il pourrait voyager seul, entrer à l'université, poursuivre une carrière gratifiante, se marier, avoir des enfants, et faire toutes les choses que les adolescents et adultes dits « normaux » font pour grandir, pour vivre leurs vies le plus pleinement possible. Mais le plus important, c'est qu'il va développer un sens de son propre besoin intérieur, s'exprimer lui-même, être capable d'articuler, de formuler et de poursuivre des buts qui vont enrichir sa vie et lui donner un sens.

Le Processus de Maîtrise des Concepts Davis

La phase de Développement de l'Identité du programme est une exploration hautement structurée et progressive des concepts spécifiques, accomplie au travers du dialogue avec la facilitante, du modelage de la pâte et des explorations de l'environnement. Chaque étape débute par quelques mots d'explications offerts par la facilitante, qui guide ensuite le client grâce à des suggestions, des questions, des incitations. La facilitante incitera toujours le client à élaborer des réponses plutôt que simplement lui enseigner ou l'instruire. En plus d'invoquer le processus créatif par un tel questionnement dirigé, cette pratique permet de s'assurer que le client comprend vraiment les idées que la facilitante souhaite lui transmettre. Le client ne peut pas simplement imiter ni répéter en écho les propres mots de la facilitante ; et ce n'est que lorsque le client est capable d'exprimer et d'expliquer les concepts à sa façon qu'il est prêt pour l'étape suivante.

Généralement, la discussion se poursuit par la création d'un modelage en pâte pour illustrer tout ce dont le concept traite. Chaque modelage doit inclure le modelage en pâte du *soi*, parce que sans le *soi* dans la scène, le client pourrait ne pas intérioriser les concepts. Avec le *soi*, il comprend que les concepts appris s'appliquent à *lui* et l'affectent ; sans le *soi*, les modelages pourraient être vus comme décrivant de simples séries de règles ou d'idées sans rapport avec lui. En se basant sur les idées développées par le dialogue avec la facilitante, le client choisit ce qu'il veut modeler afin de représenter chaque concept.

Pendant la plus grande partie de la première construction, nous créerons également trois versions du modelage, une pour chaque position du *soi* faisant partie intégrante de l'apprentissage : une comme observateur, une comme cause, une à l'endroit où se produit l'effet. Ce sont les éléments qui conduisent à la maîtrise et mènent le client à avoir une sensation virtuelle que quelque chose lui arrive, qu'il observe et crée chaque concept. Le modelage en pâte ne peut pas remplacer les expériences dans le monde réel. Mais son but est de préparer le client pour les expériences dans le monde réel lorsqu'elles se présenteront.

Après le modelage initial, la facilitante va passer du temps avec son client à explorer l'environnement pour appliquer les concepts étudiés aux observations et aux situations de la vie réelle. Si la facilitante travaille la journée complète avec le client, ils pourraient prendre un après-midi entier pour les explorations. Si les séances de facilitation sont plus courtes, le client peut aussi explorer à la maison entre deux sessions, avec ses parents ou avec une autre personne qui l'aide.

Habituellement, l'étape finale de chaque concept est le modelage dans sa forme « la plus simple ». Généralement la facilitante commence par faire sa propre forme la plus simple en pâte à modeler, et demande au client de copier ce qu'elle a fait. On réalise cela grâce à des modelages rudimentaires, avec des boules de pâte, des flèches en pâte et des modelages d'objets très simples. Avec les modelages de la forme la plus simple, il est plus facile de construire sur ce modelage pour créer le concept suivant, et pour voir les connexions entre les modelages. Ils aident aussi le client à reconnaître que le concept appris dans un cadre s'appliquera à d'autres cadres. À mesure de la progression dans les modelages, s'appuyer sur la forme la plus simple d'un modelage peut accélérer le processus ; à un certain moment le client va abandonner le modelage imaginatif et commencer par la forme la plus simple. À la fin de la phase du Développement de l'Identité, certains de ces modelages seront très complexes. La pratique de la forme la plus simple rend alors plus aisé, tant pour le client que pour la facilitante, de contrôler ce qui a été inclus dans chaque modelage et de garder la trace des ajouts et des modifications.

À chaque fois qu'un concept est modelé, que ce soit dans sa forme imaginative ou dans sa forme la plus simple, le modelage doit aussi inclure les lettres du mot qui représente le concept. Il ne doit y avoir qu'un seul mot sur la table à la fois, afin que chaque modelage soit clairement compris comme représentant le seul concept traité.

À la fin de chaque modelage, la facilitante demandera au client de montrer du doigt les éléments essentiels de son modelage, et de conclure en montrant le modelage, en l'identifiant de la même manière que pour le *soi*. D'abord le client doit parler au modelage, « *tu représentes [le concept], qui veut dire [la définition du concept],* » puis il répète la même étape avec le mot, désignant les lettres et disant, « *tu dis [le concept], qui veut dire [la définition du concept],* »

La répétition du texte signifie que le client va bientôt le savoir par cœur, et qu'il fera partie de son processus de pensée. Cela donnera aussi au client une notion d'ordre et de maîtrise. Le client va pouvoir anticiper l'étape suivante, même sans qu'on lui dise, parce qu'avec chaque modelage, la même configuration de mots est répétée. Si le client a de faibles compétences verbales, la répétition va probablement l'aider à les renforcer, au moins en ce qui concerne le vocabulaire Davis. Lorsque le client identifie la partie du modelage et dit sa signification, cela permet à la facilitante de surveiller et d'être sûre que l'attention du client est dirigée sur la tâche à maîtriser et qu'il comprend son propre modelage.

La Séquence de Maîtrise des Concepts Davis

Davis a créé trois séries de base du développement conceptuel, dénommées « constructions ». Chaque construction débute par un concept racine, qui est une idée simple fondée sur une loi naturelle – quelque chose qui se produit dans la nature avec ou sans participation humaine. Les trois concepts racines sont *le changement, perdurer* et *l'énergie.*

L'identité même de Ron Davis peut se voir dans la sélection et la structure de ces concepts. Ron est le produit d'une enfance sévèrement autistique, et d'un adulte ingénieur, éducateur et sculpteur. Ainsi il a choisi une série de concepts qui correspondent parfaitement à ses propres apprentissages intellectuels, et bien sûr il a choisi le matériau de la pâte à modeler comme moyen pour exprimer ces concepts. Il a considéré qu'il était vital de créer des fondations basées sur les idées les plus simples puis de construire par-dessus, appliquant son penchant d'ingénieur pour la stabilité à déployer les concepts et l'ordre de leur présentation. Il a sélectionné la première série de concepts à cause de son amour de toujours pour les mathématiques, puisque la série d'idées explorées est aussi l'essence de la compréhension des mathématiques.[41]

---

41 (Davis, Nurturing the Seed 2009, 37)

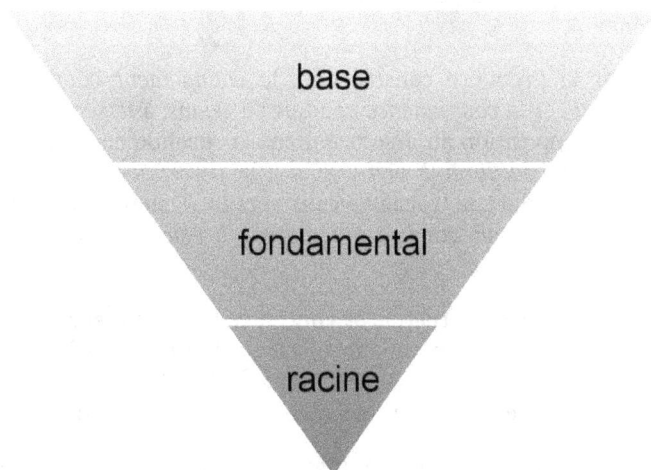

Dans chaque construction, après le concept racine, on présente au client autiste les concepts fondamentaux. Le concept fondamental découle de la façon dont nous, en tant qu'humains, appréhendons le concept racine. La racine, le *changement*, conduit aux concepts fondamentaux suivants : *avant* et *après*, la *cause* et l'*effet*, et la *conséquence*. De la racine *perdurer*, le client passera au concept fondamental de *vivre* ; et de la troisième racine l'*énergie*, le client découvrira le concept fondamental de la *force*.

Chaque construction inclut aussi un troisième niveau de concepts que Davis nomme les concepts « de base ». Un concept de *base* est celui qui reflète la connaissance dérivée du concept *racine*. Puisque la *connaissance* au sens où Davis emploie ce terme, est quelque chose qui est acquis par l'expérience, le concept *fondamental* représente l'expérience qui conduit à la connaissance reflétée par les concepts de *base*.

Davis élabore chaque construction selon une pyramide inversée, avec le plus simple, le concept racine en bas ; puis les concepts fondamentaux et ensuite les concepts de base occupent une place plus large au-dessus des concepts desquels ils proviennent.

Dans la première construction, le *changement* conduit à la *conséquence*, et la *conséquence* conduit au *temps*, à la *séquence* et à l'*ordre* par opposition au *désordre*. Dans la seconde construction le chemin va de *perdurer* à *vivre*, puis à la *perception*, la *pensée* et l'*expérience*. Et dans la troisième construction, l'*énergie* conduit à la *force*, qui à son tour conduit à l'*émotion*, à l'*envie*, au *besoin* et à l'*intention*.

La première construction se concentre fortement sur le monde extérieur tel qu'il est expérimenté par le *soi*. C'est au travers de cette construction que l'individu autiste transcende son monde de chaos et devient capable de donner un sens à l'univers qui l'entoure.

La seconde construction tourne autour du monde mental intérieur, et la troisième construction est centrée sur le monde émotionnel. Par ces explorations, l'individu développe une sensation de la façon dont son monde intérieur se relie au monde extérieur. On peut aussi voir que ces trois constructions reflètent les trois aspects du *soi* : le *corps*, le *mental* et la *force vitale*.

Le client autiste va aborder chaque construction une par une dans un ordre précis. Chaque étape de la première construction doit être modelée en pâte avant de passer à la seconde construction, et la seconde doit être traitée du début jusqu'à la fin avant d'attaquer la troisième. Généralement les très jeunes enfants buttent sur un point qu'ils ne peuvent pas dépasser, simplement en vertu de leur niveau de maturité. Des facilitantes Davis ont travaillé avec des enfants autistes âgés seulement de quatre ans, mais uniquement jusqu'au modelage de la conséquence. Si un enfant de six ans – autiste ou non – est capable de terminer tous les modelages de la première construction, c'est une réussite significative. Cet enfant peut ne pas être prêt à attaquer la seconde construction jusqu'à ce qu'il soit un peu plus âgé. Ce délai ne dépend pas de l'autisme de l'enfant mais du processus de maturation. L'enfant plus jeune n'a pas encore atteint le niveau auquel tout enfant est susceptible d'avoir développé la capacité d'abstraction requise pour continuer. En général, une facilitante Davis ne devrait pas s'attendre à pouvoir faire un programme Davis complet avec un individu âgé de moins de sept ans – et bien sûr, dans certains cas, un enfant devrait être bien plus âgé avant d'être prêt à saisir et comprendre les concepts les plus avancés.

Cependant, l'enfant autiste de six ans qui est orienté, individué et qui a travaillé les concepts fondamentaux de la première construction devrait être à égalité avec les enfants de six ans se développant normalement. Le but d'un programme Davis est de mettre l'individu autiste au même niveau qu'un pré-adolescent ou un adolescent se développant normalement. Si l'enfant est plus jeune, la démarche probable sera de faire une pause de plusieurs semaines ou plusieurs mois lorsque l'enfant semble atteindre un plateau, et de reprendre plus tard à l'étape suivante lorsque l'enfant semble prêt. Dans de nombreux cas, les parents seront capables de prendre la relève, avec l'accompagnement si besoin de la facilitante.

Après avoir terminé sa troisième construction, un client Davis continuera en modelant les concepts « communs », – une série d'idées complexes qui dérivent de deux concepts racines ou plus. Ce sont la *compétence*, la *motivation* et le *contrôle* – tous des concepts qui sont à l'origine de la capacité de l'individu de fonctionner comme une personne indépendante et autonome.

L'étape finale de la Maîtrise des Concepts est le modelage du concept avancé de la *responsabilité*. Le concept « avancé » est un concept qui relie ensemble tous les autres concepts : racine, fondamental, de base et commun. Quand un client a modelé le concept avancé, il a atteint un degré sophistiqué de compréhension de lui-même avec peut-être plus de perspicacité que beaucoup d'individus non autistes n'ont réussi à le faire.

Davis considère les concepts communs et avancés comme des concepts de liaison – des idées qui sont soutenues par les trois

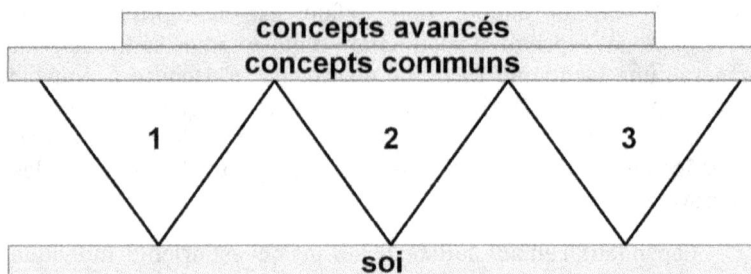

constructions et couvrent les trois constructions sur lesquelles ils reposent. De cette manière, les nouveaux concepts sont ajoutés et intégrés, afin que le *soi* construise les fondations pour une couche nouvelle et puissante de son identité. Contrairement à l'autiste qui autrefois était écrasé par une sensation de chaos et de confusion, l'identité émergente de l'individu est maintenant une identité de compétence et de confiance. Cela n'est pas dû à un processus d'enseignement mais plutôt à celui de la maîtrise et de l'intégration de nouvelle connaissance, de savoir-faire, et de compréhension.

L'étape finale du Développement de l'Identité est de s'éloigner du modelage, de mettre en œuvre la nouvelle information acquise. Le plus souvent cela se fait avec un exercice « pour établir l'ordre » – on donne au client la tâche de prendre la responsabilité d'une partie de sa vie et d'établir l'ordre dans ce domaine. Pour les enfants cela peut typiquement être leur chambre à coucher ou une partie de la maison ou d'une pièce qui leur est réservée, comme une étagère ou une commode. Avec cette étape finale, l'individu est capable d'incorporer vraiment sa connaissance dans sa vie fonctionnelle quotidienne.

Chapitre 7

La Première Construction :
du changement à un monde ordonné

Après la lecture du chapitre précédent, vous pouvez estimer que vous comprenez assez bien tout ce qui concerne la phase de Développement de l'Identité – et si tout ce que vous cherchez est une image globale du programme Davis, alors il est temps de vous rendre au début du chapitre sur l'Intégration Sociale. Ce livre n'est pas un manuel d'instruction et lire les prochains chapitres encore plus détaillés de chacun des concepts ne va pas vous donner le type d'information dont auriez besoin pour essayer ce programme par vous-même. Au contraire, si vous essayiez d'utiliser ce livre comme votre ressource principale pour un programme à faire soi-même, vous pourriez vous retrouver très rapidement avec un sérieux problème. Vous auriez une liste d'éléments sans instructions explicites sur ce qu'il faut en faire.

Mais la Maîtrise des Concepts Davis est aussi un voyage de découvertes, d'exploration des concepts et des idées, des relations et des vérités universelles. Les chapitres suivants devraient donner au lecteur non autiste un aperçu plus large de la façon dont les concepts sont liés ensemble, de leur importance pour le développement de la conscience de l'autiste qui est en train d'émerger, et pour la compréhension de son monde. Habituellement ces concepts sont découverts au coup par coup et accidentellement lorsque les individus au développement typique grandissent dans l'enfance et pendant l'adolescence. À ce titre, ces concepts sont souvent considérés comme allant de soi sans beaucoup de réflexion ni d'analyse. En regardant de plus près chaque concept l'un après l'autre, vous pourriez voir certaines idées sous un nouvel éclairage, comme vous pourriez saisir l'idée de ce qu'un individu autiste, qui n'a pas encore le sens de ces concepts, peut penser ou ressentir.

Si vous avez un membre autiste dans votre famille ou un élève qui suit un programme Davis avec une autre personne dans le rôle de la facilitante ou du coach, alors ce livre vous servira aussi de bonne référence pour suivre ce que l'individu ou l'élève fait ou apprend à chaque étape de son parcours.

L'individu autiste habitait un monde intérieur de chaos. Pour un individu à fonctionnalité réduite, le chaos est ce qu'il a toujours vécu. Un autiste de haut niveau a façonné ses propres îlots où son monde prend sens pour lui, mais il a encore l'impression que ses îlots sont entourés de chaos. Il est essentiellement devenu un prisonnier de ces domaines de sécurité et de sensibilité qu'il a réussi à construire. Indépendamment de son niveau de fonctionnement, le chaos provient de la sensation que le monde est un lieu instable et imprévisible. La première construction éliminera le chaos en accompagnant l'autiste depuis le *changement* jusqu'à *l'ordre*.

Le Concept Racine

Le changement : quelque chose devient autre chose

> « Je n'avais jamais su que les choses changeaient. Tout dans ma vie n'existait qu'en pièces détachées. Je pensais que lorsque les feuilles étaient vertes puis jaunes, les feuilles vertes tombaient et les feuilles jaunes étaient là. Je n'ai jamais su que c'étaient les mêmes feuilles. Je pensais que la grande bougie était remplacée par une petite bougie fondue ; je n'ai jamais su que c'était la même bougie. Même le tapis sur lequel nous sommes change, tout change. »

> Témoignage d'une jeune fille de 18 ans (Marla), pendant un programme Davis.[42]

---

42 Rapporté par Stacey Borger-Smith, d'après une conversation avec un client travaillant avec son mari Lawrence Smith. Stacey et Lawrence sont tous les deux facilitants et formateurs Davis ainsi que superviseurs de formation.

La plupart des individus autistes ont tendance à être extrêmement résistants au changement dans leur vie.[43] Un trait commun de l'autisme est l'insistance pour que les choses restent dans l'ordre que l'autiste a élaboré, quel que soit cet ordre, qu'il insiste sur la façon dont ses figurines doivent être alignées sur l'étagère ou sur l'ordre précis selon lequel la nourriture doit être servie à table.

Cette résistance prend ses racines dans la peur. Le monde de l'individu autiste est un monde complètement imprévisible. Il est incapable de mettre en corrélation une série d'expériences avec une autre, de se rendre compte qu'on peut prendre un chemin différent pour arriver à la même destination, ou de s'attendre à un résultat positif lorsque l'on s'écarte de ses habitudes. Au lieu de cela, n'importe quel changement, ou même la menace d'un changement, peut provoquer des sentiments de panique incontrôlables, déclenchant souvent un repli sur soi ou une crise.

Il est donc logique de démarrer le processus de développement de l'identité par le concept racine de *changement* – un concept dit « racine » car il est basé sur une loi naturelle. C'est quelque chose qui se produit partout, qu'il y ait ou non des êtres humains pour l'observer ou le susciter. Les feuilles vertes deviennent jaunes puis marron et tombent des arbres, les fleurs s'épanouissent puis meurent ensuite, le jour devient la nuit.

Comme d'autres concepts racines, le *changement* est aussi une abstraction qui ne peut pas être vue réellement par une personne. Un individu voit le résultat du changement ; il peut voir ce qu'il y avait avant, et ce qui est après, mais il n'est pas possible de voir

---

43 Les chercheurs ont trouvé que l'enfant autiste a des difficultés à se représenter et à comprendre les changements au cours du temps (Lind and Bowler 2009), citant (Boucher, et al. 2007). Kanner décrivait « un désir obsessionnel de conservation à l'identique » comme un trait caractéristique de l'autisme et observait, « les patients trouvent la sécurité dans la constance, une sécurité qui est vraiment ténue car les changements se produisent constamment et les enfants sont donc perpétuellement menacés... » (Kanner, The Conceptions of Wholes and Parts in Early Infantile Autism 1951)

l'instant du changement. Lorsque Marla pensait, à 18 ans, que les petites bougies apparaissaient magiquement à la place occupée auparavant par les grandes bougies, ce n'est pas qu'elle ait manqué de *voir* le point de transformation, c'est parce qu'elle avait manqué d'établir une connexion mentale entre la nouvelle bougie et la bougie usée, entre les feuilles vertes et les feuilles jaunes. Elle n'avait pas saisi l'existence d'une influence invisible formant un lien entre différents états de la matière, entre le passé et le présent.[44]

Expliquer le concept :

Lorsqu'elle travaille avec un client, la facilitante commence par une explication verbale du concept, donne des exemples de la signification du changement, explique que le changement se produit en permanence, que nous soyons impliqués ou non. La facilitante donne des exemples en les illustrant peut-être par des actions concrètes dans la pièce comme allumer et éteindre la lumière, remplir et vider un verre d'eau. (« Le verre était plein, maintenant il est vide ; un verre plein devient un verre vide, quelque chose devient autre chose. ») Lorsque le client semble comprendre l'idée, la facilitante lui demande de produire ses propres exemples, lui prodiguant ses conseils si nécessaire.

Créer le modelage :

Une fois que le client a produit plusieurs exemples, un modelage doit être construit. Le modelage du changement va comporter cinq éléments : il y aura le modelage du soi, deux « choses » dans des états différents, une flèche pointant de l'une vers l'autre et le mot « changement » écrit en pâte.

---

44   La connexion conceptuelle entre les différents états changeants au fil du passé, du présent, et du futur a été décrite comme « pensée diachronique ». Divers aspects de ce processus de pensée deviennent habituels pour les individus au développement traditionnel entre sept et douze ans, mais ne sont pas compris de la même manière par les sujets autistes (Boucher et al. 2007)

Ce sont les éléments essentiels que l'on va retrouver dans chaque modelage de la Maîtrise des Concepts. Le *soi* fait toujours partie du scénario, parce que Ron Davis s'est rendu compte très tôt en faisant ce travail, que sans l'inclusion du soi, il était possible qu'un client comprenne le concept, mais échoue dans l'application de ce concept à lui-même et dans sa propre vie. Ron avait travaillé avec une facilitante en formation qui utilisait le modelage de la conséquence pour aider un enfant TDA avec des problèmes de comportement. L'enfant semblait comprendre l'idée appliquée aux autres personnes et aux choses, mais son propre comportement continuait à être imprudent, avec un apparent mépris des résultats inévitables. Ce n'est que lorsque le concept fut modelé à nouveau avec le « soi » dans la scène que l'enfant a saisi le message que *son propre* comportement faisait partie de la chaîne de cause à effet des événements.

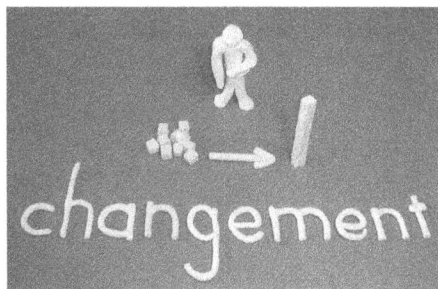

Puisque l'intention principale du modelage d'un concept dans un programme d'autisme est le développement de l'identité, le *soi* est l'élément le plus critique de chaque modelage. Si le *soi* n'est pas présent, les idées ne pourront pas être incorporées dans l'identité. Sans le *soi*, le modelage en pâte pourrait aider un autiste à mieux comprendre comment fonctionne le monde extérieur, mais il y aurait peu de chances qu'il réalise complètement que ces concepts s'appliquent à « moi » et régissent la décision et les actions de « moi ».

La flèche est le symbole employé dans tous les modelages Davis pour indiquer une transition, c'est-à-dire pour montrer ce qui se passe dans la scène. Elle représente en quelque sorte le mouvement dans l'espace ou dans le temps. C'est un symbole simple, compris intuitivement, mais important en tant qu'élément essentiel de la grammaire du langage en pâte à modeler de la Maîtrise des Concepts.

Pour le premier modelage du « changement », le « quelque chose » (qui devient « autre chose ») peut être n'importe quoi qui illustre clairement le concept. Souvent les clients et les facilitantes choisissent de modeler des graines qui deviennent des plantes ou des chatons qui deviennent des chats. Peut-être Marla a-t-elle modelé une grande bougie devenant une petite bougie. Dès que la relation entre les deux modelages est suffisamment évidente pour voir que l'un est devenu l'autre, alors le modelage remplit son office.

Explorer le concept dans l'environnement :

> *« Aujourd'hui nous étudions le concept de changement. À l'extérieur, nous ne pouvions pas nous empêcher de trouver le changement partout où nous allions ! D'abord nous avons vu des douzaines de laiterons au début de leur floraison : rapidement des papillons attirèrent notre regard, les fleurs de frênes commençaient à faner, l'herbe et les plantes poussaient de plus en plus haut. Ensuite, plus haut sur la prairie, un couple d'oies conduisaient les petits à la mare. Quelque chose devient autre chose. »*

De Cathy Cook, facilitante Davis

Lorsque le client a terminé son modelage, la facilitante va passer du temps à guider l'exploration des exemples de changements de la vie réelle dans l'environnement. Le client et la facilitante peuvent aller se promener dehors, ou explorer des changements dans un environnement intérieur comme dans la maison ou dans un café proche. Si la facilitante travaille avec le client pendant de courtes sessions, le client peut rentrer chez lui et passer du temps avec ses parents à remarquer les exemples de « changements » au long du chemin.

Par exemple, la famille d'un garçon dînait régulièrement à l'extérieur, mais le garçon insistait toujours pour que la famille dîne au même restaurant. Il se lançait dans un accès de colère si la famille avait envie d'un autre restaurant, aussi dînaient-ils toujours au même endroit. Après la séance avec la facilitante Yvonne Wong, le garçon a établi la connexion entre le « changement » et les choix de restaurant de sa famille. Pour la première fois, il a demandé à sa mère quels autres restaurants ils pouvaient envisager, il a participé au choix de la famille pour finalement essayer un restaurant nouveau et différent.

Cela ne signifie pas que le simple modelage du changement transforme un membre autiste de la famille en modèle de flexibilité. Cela fait partie de la nature humaine de se cramponner aux habitudes qui donnent du plaisir, il est très fréquent que les enfants au développement typique aient une nourriture favorite qu'ils désirent à chaque repas, ou un vêtement favori qu'ils désirent porter chaque jour. L'enfant autiste qui refuse de manger des légumes ne va probablement pas devenir un amateur de brocoli simplement parce que ses parents lui feraient remarquer qu'en manger serait un « changement ».

Mais avec le concept de *changement*, la famille dispose d'un nouveau vocabulaire partagé par tous. Tandis que l'individu autiste se cramponne encore avec ténacité à ses vieilles habitudes et à ses préférences, la *peur* qui déclenche la panique et les crises se dissipe. Il va comprendre que le *changement* est l'état normal du monde, que chaque chose dans le monde peut et doit changer, et avec le temps il sera capable d'intégrer de plus en plus de changements dans sa vie.

Lorsque la facilitante sent qu'il y a eu suffisamment de temps pour explorer le changement dans l'environnement, elle guide son client vers le second modelage.

Construire le modelage de la forme la plus simple :

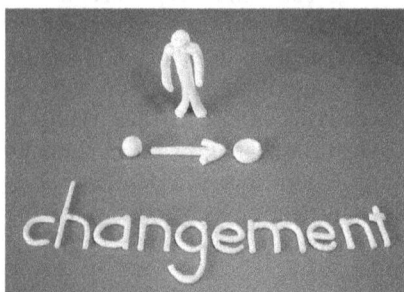

Le second modelage est un modelage dans « la forme la plus simple ». Ici, la facilitante guide le client pour modeler simplement deux boules en pâte, dont l'une sera aplatie ou écrasée. Le modelage est le même, mais à la place de l'illustration personnelle du « quelque chose » du client, l'idée est représentée à l'aide des boules de pâte. À l'achèvement du modelage le client suit alors la procédure consistant à désigner le modelage et à dire : « tu es *changement*, tu veux dire quelque chose qui devient autre chose », puis il désigne le mot et dit « tu *dis* changement, qui veut dire quelque chose qui devient autre chose »

Les Concepts Fondamentaux

L'étape suivante est le modelage des concepts fondamentaux qui dérivent de la racine *changement*. Un concept « fondamental » est un concept qui découle de la manière dont une personne expérimente le concept racine. Comme cela a été dit précédemment, le concept racine est invisible. Bien qu'une personne puisse penser qu'elle est capable d'observer un « changement », ce qu'elle voit réellement n'est que le résultat du changement. L'exploration du concept fondamental signifie l'exploration des aspects du changement que les individus peuvent observer directement ou les aspects pour lesquels ils peuvent jouer un rôle.

Les concepts fondamentaux qui découlent du *changement* sont la *conséquence*, la *cause*, l'*effet*, *avant* et *après*.

La conséquence : quelque chose qui se passe comme le résultat d'une autre chose

« Je vivais dans mon propre monde, avec très peu de conscience du monde extérieur réel qui m'entourait. Les choses que je tirais de la terre et de l'eau devenaient une partie du monde dans lequel je vivais. Je pouvais importer les idées de l'extérieur dans mon monde en les créant à partir de la terre et de l'eau. La souffrance dans mon monde venait essentiellement des coups quotidiens que me donnait mon père. Je n'aimais pas être frappé, aussi je n'aimais pas mon père. Un jour, j'ai fait un modelage de mon père avec la terre et l'eau, et lorsqu'il est devenu sec et dur, je l'ai fracassé et réduit en miettes. Ceci devint un fait quotidien ; chaque fois que j'étais battu, je faisais un modelage de lui puis je le fracassais et le réduisais en miettes. Mon frère aîné me frappait aussi, alors j'ai aussi fait des modelages de lui et je les fracassais et réduisais en miettes. Je n'aimais pas les gens qui rôdaient autour des frontières de mon monde, je les faisais tous en modelage et je les fracassais et les réduisais tous en miettes. Sans aucune compréhension de ce qui se produisait, j'étais en fait en train de créer des modelages du concept de 'changement'.

« Avec le temps, les modelages de mon père commencèrent à inclure l'acte de frapper. Mes modelages commençaient à être plus détaillés, et les modelages de moi-même y étaient inclus. Finalement les modelages devenaient des scénarios qui incluaient ce qui se produisait avant, pendant et après être battu. À nouveau, sans aucune compréhension de ce qui se produisait, j'étais en train de créer le concept de la 'conséquence'. Par la création de ces modelages, incluant moi-même, y ajoutant des détails supplémentaires, les concepts sont devenus fonctionnels. Je commençais à

penser avec ces idées. J'avais apporté une compréhension du monde extérieur dans mon monde.

« Par magie, les coups se sont arrêtés lorsque j'avais treize ans. Le concept de la 'conséquence' était devenu une partie de mon identité. Soit j'évitais de faire des choses qui provoqueraient des coups, soit j'évitais l'environnement duquel les coups pouvaient arriver.

Ron Davis[45]

Comme pour le précédent concept, le modelage de la « conséquence » commence par une explication et une conversation entre la facilitante et le client, pour établir d'abord la définition et les exemples, suivis par le modelage que crée le client. Le sujet du modelage peut être une représentation de quelque chose qui est ressorti de la discussion avec la facilitante. Il peut être basé sur le scénario du modelage initial du *changement*, ou il peut provenir d'une idée émise par le client.

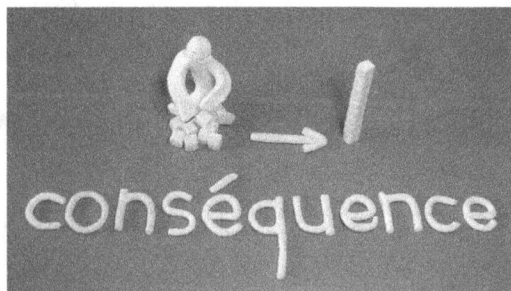

Avec la *conséquence*, le modelage inclura un élément représentant la cause – « l'autre chose » qui est le résultat du « quelque chose » changé. De plus, dans ce modelage le *soi* sera inclus dans un autre rôle que celui d'observateur, soit comme

---

45   (Davis, The History of Concept Mastery and Symbol Mastery 2003)

l'instigateur du changement, soit comme l'individu expérimentant directement le résultat du changement. Ce glissement de rôle est important, en outre, pour renforcer l'incorporation de l'idée de la *conséquence* dans l'identité. Ron a eu besoin de façonner et de fracasser des modelages maintes et maintes fois avant de reconnaître qu'il y avait quelque chose que son modelage du *soi* faisait qui déclenchait les réactions violentes de son père. Le client Davis pour l'autisme suit une démarche similaire, bien que le sujet du modelage soit maintenant quelque chose de neutre ou de positif, tel que la croissance d'une plante comme résultat du *soi* qui arrose le semis.

À nouveau, le modelage est suivi des explorations dans l'environnement. Maintenant, en cherchant des exemples de changement, la facilitante et le client vont aussi réfléchir et spéculer sur les raisons et les causes de ce changement, ainsi chaque exemple peut être raconté en utilisant les mots de la définition : *quelque chose* (par exemple la crème glacée fondante) qui se passe *comme résultat d'autre chose* (la crème glacée laissée dans un plat dans une pièce chaude).

La facilitante revient ensuite vers le modelage du client, en utilisant la même histoire que celle utilisée pour la représentation de la conséquence, une scène va être recréée avec le *soi* pour chacun de ses deux autres rôles : celui d'observateur et celui qui est à l'endroit où se produit l'effet (ou la cause si c'était l'effet dans le modelage initial).

Cet exercice est suivi par la création du modelage de la forme la plus simple, avec deux boules en pâte. Ici, le modelage doit représenter le *soi* piétinant l'une des boules, mettant ainsi le soi à la cause du changement qui transforme la boule ronde en boule aplatie. Placer le *soi* à l'endroit de la cause dans le modelage final pour la *conséquence* installe un socle pour le développement du sens du contrôle sur l'environnement, et finalement du sens de la responsabilité.

Une fois de plus le client suit le processus en s'adressant au modelage, identifiant le concept et sa signification, puis en s'adressant au mot.

L'impact de la maîtrise de la notion de la *conséquence* peut être profond. Sans cette idée de conséquence, les individus autistes n'ont souvent pas la conscience ou pas la capacité d'établir un lien entre ce qu'ils font et ce qui leur arrive ou se produit dans la vie autour d'eux. La découverte que leurs propres actes peuvent et doivent influencer les actes des autres, aussi bien que l'état de leur environnement, donne un pouvoir formidable. La facilitante Stacey Smith rapporte qu'elle voit fréquemment ses clients commencer à insister pour faire les choses par eux-mêmes – pour ses clients, l'expression verbale de l'intégration de la conséquence dans l'identité est souvent la phrase répétitive, « Je le fais ! »

La réaction n'est pas toujours positive au début. La facilitante Gale Long raconte l'histoire de la petite fille qui continuait à pousser le système d'ouverture de la porte du garage pour explorer l'idée de la conséquence. Le jour suivant, elle fit une crise, jetant les objets, lançant les pièces de monnaie, écrasant chaque modelage en pâte – et s'écriant « c'est la conséquence ! » Après une séance d'orientation auditive, la petite fille se calma et commenta : « c'était un tas de mauvaises conséquences, n'est-ce pas Mademoiselle Gale ? »

Marcia Maust a connu une expérience semblable avec une petite fille de 9 ans dont la maman faisait le programme coaché sous la conduite de Marcia. La petite fille avait été renvoyée de l'école chez elle pendant une journée pour mauvais comportement. Le jour suivant elle se comporte mal intentionnellement et fut envoyée dans le bureau du directeur, où elle a demandé à retourner chez elle. Au lieu de cela, le directeur la renvoya dans sa classe. Une fois là, elle a giflé son professeur, puis s'est exclamé, « Maintenant, puis-je retourner à la maison ? » C'était la première fois de sa vie que la petite fille se voyait être la cause du problème.

Bien que de tels comportements négatifs soient frustrants pour les parents, ils font partie du développement normal de la connexion entre l'action de quelqu'un et les réactions des autres. Gale réalisa que sa cliente avait besoin de plus de temps de facilitation pour explorer la conséquence de façon positive avant d'être prête à continuer avec les autres concepts. Marcia a suggéré que la maman de sa cliente essaye d'offrir quelque petite récompense pour l'inciter à se comporter correctement à l'école. Cela a fonctionné, et le comportement de la petite fille à l'école s'est amélioré. Une partie du processus d'apprentissage est de tester les limites, et d'explorer les conséquences, les mauvaises comme les bonnes.

De nouveau, ce sont des comportements que les enfants au développement typique expriment habituellement lorsqu'ils sont encore des tout-petits. L'avantage de séries de leçons ainsi facilitées est qu'il existe une opportunité de rediriger le comportement au cours des explorations. La négativité est habituellement de courte durée, car l'individu devient de plus en plus sûr du lien entre ses actions et les résultats attendus, et se rend compte que les résultats positifs sont préférables aux négatifs.

Ceci illustre une différence fondamentale entre la démarche Davis et les démarches comportementales de l'autisme telles que l'*Analyse du Comportement Appliquée* (ABA – Applied Behavioral Analysis). Ron Davis croit que lorsque la raison d'un comportement particulier est éliminée, alors le comportement s'arrête. Cependant le programme Davis est avant tout dédié au développement personnel, non aux comportements spécifiques. Un aspect du développement social humain normal est que certaines leçons de vie s'apprennent par le conflit et la résistance ; ceci est certainement un aspect essentiel de la voie vers l'indépendance. Pour Davis, il est important que les professeurs et les membres de la famille prennent en compte les raisons sous-jacentes au comportement non désiré. L'enfant ou le jeune adulte qui teste intentionnellement les limites est engagé dans un processus expérimental d'observation et d'apprentissage de la conséquence de ses activités délibérées. Une fois que l'enfant a manifesté la capacité de penser dans ces termes, il n'est plus nécessaire pour les adultes de surveiller constamment et de prévenir un comportement non désiré ; à la place de cela, les adultes peuvent guider le comportement en étant cohérents dans leurs réponses.

La cause : quelque chose qui fait que quelque chose d'autre se passe

L'effet : résultat d'une cause

> « *Under the continuous flow of happenings*
> *The effect of a cause becomes the cause of another effect*
> *...*
> *But it is a world full of improbabilities*
> *Racing towards uncertainty.* »

Tito Rajarshi Mukhopadhyay[46]

> « *Sous le flux continu des événements*
> *L'effet d'une cause devient la cause d'un autre effet ...*
> *Mais c'est un monde plein d'improbabilités*
> *Courant vers l'incertitude* »

Après le modelage de la forme la plus simple pour la *conséquence*, l'étape suivante est d'identifier la *cause* et l'*effet*. Ces deux notions sont incluses et incorporées dans l'idée de *conséquence*, mais il est important pour le client d'explorer chaque notion séparément.

Pour modeler la *cause*, le modelage de la forme la plus simple utilisé pour la *conséquence* est laissé en place, mais le mot associé est changé. La facilitante commence par donner la définition du mot *cause*, et guide le client pour disposer les lettres du mot. Le client

---

46 Mukhopadhyay 2003, 201) reproduit avec la permission de Arcade Publishing, Inc

place la flèche dominante de sorte qu'elle désigne l'endroit où le *soi* écrase la boule. Toutes les étapes de la Maîtrise des Concepts sont exécutées. Le client répète le processus en désignant le modelage et en disant : « Tu es cause qui veut dire que quelque chose qui fait que quelque chose d'autre se passe. », puis en désignant le mot : « Tu *dis* cause qui veut dire ... » Alors, la facilitante donne la définition du mot *effet* (« le résultat de la cause ») les lettres du mot sont étalées, la flèche dominante est déplacée du côté de la boule aplatie et le client désigne encore le modelage et le mot en parlant pour consolider sa compréhension.

Avec ces modelages, une des utilités de cette forme la plus simple devient apparente. Les modelages des circonstances de la vie réelle telle que la croissance des arbres ou les jouets cassés fournissent des champs d'applications créatives du concept, mais peuvent entraîner des modelages compliqués difficiles à décrypter. Tôt ou tard certains clients vont parvenir à créer des modelages qui sembleront décrire clairement la conséquence, mais rencontreront des problèmes artistiques en essayant de sculpter une description de la cause.

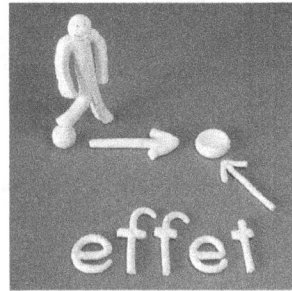

Avec les modelages de la forme la plus simple, les idées subsidiaires contenues dans le concept principal sont faciles à modeler, et parce que le même modelage est conservé du début à la fin, il est facile de voir et de comprendre les relations entre ces concepts. La *cause* et l'*effet* sont les deux parties de la notion de *conséquence* ; la *conséquence* est la réunion de ces deux parties, incorporant également le *changement* du modelage initial.

Après le modelage de la cause et de l'effet, à nouveau, le client va passer du temps avec sa facilitante à explorer l'environnement à la recherche des exemples de cause et d'effet. Par exemple, ils peuvent s'installer à un carrefour à feux, et observer les voitures lorsque les feux passent au rouge puis au vert et ainsi de suite. Les voitures s'arrêtent comme *conséquence* du feu passé au rouge, le feu rouge est la *cause*, les voitures arrêtées sont l'*effet*. Lorsque le feu devient vert, la *conséquence* est que les voitures démarrent, le feu vert est la *cause*, le mouvement des voitures est l'*effet*.

Avant : se passe plus tôt

Après : se passe plus tard

L'étape suivante est la maîtrise des concepts *avant* et *après*. Ces deux concepts sont déjà présents dans la notion de *conséquence*, mais maintenant l'idée du temps qui passe est introduite. On répète le même processus suivi pour la *cause* et l'*effet*, cette fois avec la pointe de la flèche dominante dirigée vers la cause qui représente l'idée de '*avant*' (« se passe plus tôt »), puis vers l'effet qui représente le concept de '*après*' (« se passe plus tard »).

À nouveau ce modelage est suivi par l'exploration du monde réel, peut-être en retournant au même carrefour pour identifier la *cause*, l'*effet*, *avant*, *après* dans une même série d'événements. Pour un individu autiste, une compréhension linéaire du temps peut être une idée entièrement nouvelle. Il se peut que l'autiste ait toujours expérimenté son monde comme une série d'événements aléatoires non connectés entre eux, sans aucune idée cohérente de l'écoulement du temps. Cette idée qu'une *cause* précède toujours un *effet* dans le *temps* peut être une nouvelle révélation, qui donnera à son monde une sensation de plus grande prédictibilité. La compréhension de son propre rôle dans le concept de la *conséquence* fait partie intégrante du développement de la sensation du contrôle sur son environnement.

Les Concepts de Base

La prochaine étape consiste à traiter les concepts « de base » dérivés de la racine *changement* ; concepts représentant la connaissance issue de notre expérience du changement. Nous expérimentons le changement par la conséquence, et la conséquence englobe les notions de cause, d'effet, d'avant et d'après.

Ces expériences conduisent à la capacité de créer et d'établir un sens de l'ordre pour le monde, par la compréhension des concepts du *temps*, de la *séquence*, de *l'ordre* et du *désordre*.

Le temps : la mesure du changement en référence à une norme

Sans la compréhension du concept du temps, l'autiste est contraint de vivre uniquement dans le présent. Il existe, il ressent le monde autour de lui, il est conscient de répétitions dans sa vie, mais il est dépourvu de la compréhension nécessaire pour réussir à planifier, anticiper, prévoir. Il peut ressentir un certain écoulement du temps, mais il ne comprend pas le temps comme quelque chose qu'il peut gérer ou utiliser comme un moyen d'acquérir le contrôle sur sa vie.

La perception humaine du temps est inconsistante. Nous avons tous la sensation que les heures passent vite lorsque nous sommes engagés dans une activité qui nous procure du plaisir (« le temps file lorsqu'on s'amuse »), et une durée de dix minutes peut sembler interminablement longue lorsque nous sommes assis sur un banc à attendre l'autobus. Mais la réponse à cette longue attente consiste souvent à vérifier périodiquement notre montre – de nos jours notre téléphone – nous savons que l'heure inscrite sur la montre est l'heure « réelle » qui n'a rien à voir avec nos sensations, et nous comptons sur les horloges et les systèmes mécaniques pour nous alerter dans les situations où nous pensons qu'autrement nous perdrions la notion du temps lorsque notre attention vagabonde.

L'expérience autistique du temps est probablement encore plus fluide, avec un sens du temps qui passe déformé non seulement par la désorientation, mais aussi tout simplement par le fait que l'autiste ne remarque pas que le temps passe lorsqu'il ne s'occupe pas de son environnement.

Le client Davis a créé l'essence du concept de temps en modelant *avant* et *après* lors de l'exploration de la *conséquence*. Le client a vu que le concept de *changement* est quelque chose qui nécessite le passage du temps. Lorsque *quelque chose* devient *autre chose*, il y a aussi une transition d'un plus tôt à un plus tard, bien que la durée du temps représentée par la flèche du changement puisse être très variable selon la nature du changement.

Mais comprendre que le temps passe n'est pas la même chose que comprendre le *temps* comme force de régulation utilisée dans la société moderne. Ici nous ne parlons pas du temps comme une propriété du changement qui accompagne simplement le changement, mais du *temps* au sens des secondes, minutes, heures, jours, semaines, mois, années. Le temps qui peut être étiqueté, mesuré et dont nous partageons une signification commune.

Davis définit un concept *de base* comme étant relatif à la façon dont les humains interprètent et tirent une signification de leur expérience élémentaire du concept fondamental. Alors pour le « temps », cela signifie ajouter le concept de *mesure* à l'expérimentation élémentaire de *avant* et *après*. *Mesurer* signifie comparer quelque chose qui est inconnu à quelque chose qui est connu. La chose qui est connue est la *norme*. Par exemple, le kilogramme est une unité de référence pour la masse, de même que la livre, mais la livre et le kilogramme sont deux normes différentes. Quelle que soit la norme choisie, la masse de l'objet reste la même. Mais on peut la mesurer en kilogrammes ou en livres puisque les deux sont des normes connues.

La maîtrise du *temps* est acquise de la même façon que pour les autres concepts : la facilitante Davis lance une conversation avec son client, en utilisant des exemples, des questions et un dialogue pour le préparer à la création du prochain modelage. Toute une série de modelages en pâte est faite, chacun avec le nouveau mot – *temps* – et sa définition. Après le premier modelage, la facilitante explore l'environnement avec le client afin d'acquérir une meilleure expérience du concept dans le monde réel. Puis le client retourne faire des modelages supplémentaires, en s'assurant de la présence des modelages de *soi* dans les trois situations : comme observateur, comme instigateur de la cause, et comme expérimentant l'effet. Pour chaque modelage, on suit toujours la même routine : parler au modelage et au mot, en identifiant le *soi*, en racontant au modelage sa signification, en racontant au mot sa définition. Puis après que le client a créé sa série de modelages à l'aide de ses idées comme celles représentées pour le changement, on passe à la forme la plus simple du modelage.

La définition du temps est *la mesure du changement en référence à une norme*. Aussi, le modelage du *temps* inclut-il le soi, le changement et deux autres éléments : une représentation de la norme et une représentation de l'appareil de mesure. L'appareil de mesure figure deux fois, une fois au moment initial du modelage (*avant*), une fois au moment final (*après*), et le modelage représente également le changement correspondant au temps écoulé indiqué par l'appareil de mesure.

Dans l'objectif du programme Davis, le client autiste explorera les deux normes différentes qui régissent les principales façons dont nous mesurons, enregistrons, et discutons les unités de temps, ainsi que la signification que nous attachons à ces mesures. L'une des normes est la rotation quotidienne de la terre sur elle-même, norme qui nous donne la longueur d'un cycle jour-nuit à partir de la nature. Les unités plus petites du temps comme les heures, les minutes et les secondes sont dérivées par fractionnement du cycle jour-nuit.[47] Un modelage montrant le temps dans le contexte de la rotation de la

---

47 La « seconde » peut aussi être dérivée de la mesure des états de changement de niveau d'énergie d'électrons dans un atome. Les horloges atomiques sont réglées par la norme basée sur les propriétés atomiques du Césium. Toutefois, au-delà d'un certain temps, les horloges atomiques ne sont plus accordées à la rotation de la terre, ceci est dû au fait que la vitesse de rotation de la terre ralentit peu à peu, augmentant la durée du jour d'une seconde toutes les quelques années. Pour résoudre ce conflit, les horloges atomiques sont réinitialisées par addition des « secondes intercalaires » lorsque c'est nécessaire, établissant ainsi que la rotation de la terre reste la référence principale pour compter les secondes.

terre sur elle-même inclura un modelage de la terre qui tourne sur elle-même, et le modelage d'un instrument pour mesurer l'écoulement des secondes, minutes ou heures – habituellement c'est une montre ou une horloge. Le changement sous-jacent représenté sera un changement qui se produit pendant un intervalle de temps assez court, toujours inférieur à un jour.

L'autre référence est la rotation de la terre autour du soleil, qui, dans la nature, règle la durée de l'année et crée également les changements ressentis à travers les quatre saisons de l'année. Aussi un modelage de changement représentant cette référence inclura-t-il la terre et le soleil, et un instrument destiné à mesurer les mois ou les années, comme un calendrier. Pour ces modelages, le changement représenté sera quelque chose qui se déroule progressivement sur une période de plusieurs semaines, mois ou années – par exemple, le modelage d'un bébé devenant un enfant qui se tient debout.

Les étapes finales de la maîtrise du concept du *temps* sont les modelages des formes les plus simples. Du fait que les deux normes distinctes du temps mesurent des types différents de changements, il doit y avoir deux modelages distincts de la forme la plus simple. Le premier est un modelage basé sur le modelage déjà familier du *changement* avec sa boule écrasée qui sera enrichi par un modelage de la rotation de la terre sur elle-même et d'horloges pour les situations avant et après. Le second modelage de la forme la plus simple utilise une boule de pâte à modeler qui représente un œuf, et le modelage d'un petit oiseau dans la situation *après* ; la norme est visible grâce à un modelage de la terre qui tourne autour du soleil, et les pages de calendrier montrent la mesure.

La maîtrise du concept du *temps* peut engendrer une différence significative dans la capacité des adultes à mener une vie indépendante. La facilitante Davis Cathy Dodge Smith a travaillé avec une jeune femme Asperger de 26 ans qui ne pouvait pas occuper d'emplois stables (je la nommerai Amy). Sa mère rapporta que le premier changement qu'elle avait remarqué au cours du programme fut qu'Amy était arrivée à l'heure à un rendez-vous de déjeuner ; auparavant, elle avait toujours au moins une heure de retard. Après le programme, Amy a trouvé un emploi à plein temps dans un cadre où elle supervise d'autres personnes, et elle est maintenant complètement indépendante et autonome.

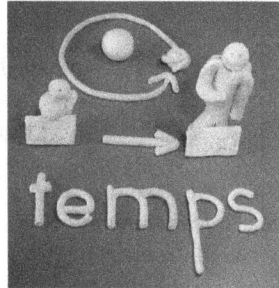

La séquence : la façon dont les choses se suivent les unes après les autres, selon le temps, la quantité, la taille, l'ordre arbitraire ou l'importance.

« Je continuais de modeler au fond du jardin, mais maintenant mes modelages montraient un scénario d'un type différent. Les modelages restaient toujours très simples mais montraient clairement différentes idées comme l'écoulement du temps ou la succession des événements.

« Avant tout cela, mon univers était l'univers du tout et du rien simultanément. Il n'y avait aucune distinction entre les individus, toutes les choses et tous les gens ne faisaient qu'un. Lorsque j'ai modelé les coups reçus, j'ai séparé moi-même de toutes choses. Ainsi il y avait deux choses : moi et tout le reste. En modelant la 'séquence', les autres choses ont commencé à se séparer en individus et choses. À partir de ces modelages des idées, j'ai rendu possible pour moi-même le fait de 'penser' avec des idées. »

Ron Davis[48]

---

48   (Davis, Waking Up 2005) (L'éveil, NdT)

L'étape suivante de la première construction est le modelage du concept de la *séquence*. La première partie de la définition de la *séquence* est « la façon dont les choses se suivent les unes après les autres », aussi la facilitante doit introduire la nouvelle idée de *suivre*. C'est une idée qui a déjà été vue par le client lors de l'exploration des concepts *avant* et *après*. De cette façon, le socle pour la première partie du concept de la séquence – « la façon dont les choses se suivent selon le *temps* » – est déjà en place, et la forme la plus simple de ce modelage peut être utilisée comme point de départ.

Cependant, afin de modeler clairement une « séquence », chaque modelage doit comporter au minimum trois parties. Avec seulement deux parties (avant et après), le modelage décrit une paire d'événements mais pas nécessairement une séquence. Pour un modelage de la *séquence*, il doit y avoir un milieu, aussi bien qu'un commencement et une fin. En termes de clarté du modelage, cela devient important lorsque le client modèle la suite de la définition : la façon dont les choses se suivent selon la *quantité*, la *taille*, l'*ordre arbitraire*, ou l'*importance*. Aussi une troisième boule de pâte doit être ajoutée au modelage de la forme la plus simple du changement pour le temps : d'abord la boule ronde, puis le soi qui écrase la boule, enfin la boule aplatie.

La facilitante va discuter et explorer tour à tour chaque type de séquence avec le client, il réalisera un modelage distinct pour chacun, en respectant toutes les étapes de la Maîtrise des Concepts. Chaque modelage sera conservé en vue d'un usage ultérieur après que chaque type de séquence aura été traité.

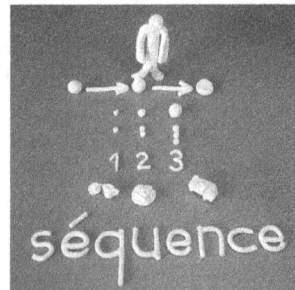

Le client saisira et façonnera probablement facilement les concepts de *quantité* et de *taille*, car ce sont des idées qui lui sont vraisemblablement déjà familières, même s'il n'a jamais réfléchi au concept de *séquence*. On peut simplement représenter la *quantité* par un nombre de boules de pâte : une boule, deux boules, trois boules. On peut représenter la *taille* par trois blocs de pâte, un petit, un moyen et un grand. Ici, la raison pour laquelle la succession doit montrer au moins trois objets devient évidente, c'est pour que le client puisse discerner un schéma.[49] Si les blocs de pâte étaient rangés dans l'ordre moyen, grand, petit, il y aurait trois blocs sur la table, mais il n'y aurait pas une *séquence*.

L'*ordre arbitraire* s'explique comme un ordre défini par l'homme, une séquence décidée par quelqu'un et pour laquelle nous sommes tous d'accord. La facilitante explique que la convention est utilisée comme un moyen pour gérer un processus lorsque plus d'une personne a besoin de faire quelque chose, comme par exemple un emploi du temps scolaire, les habitudes familiales du matin, l'ordre des lettres de l'alphabet, l'ordre dans lequel la nourriture est apportée au restaurant. Ce concept est très important et peut être une révélation pour un individu autiste.

Il est très fréquent qu'un individu autiste se soit débrouillé dans la vie simplement en essayant de mémoriser différents enchaînements ou séries d'habitudes, car il est incapable de trouver la raison pour laquelle les choses s'effectuent selon un ordre spécifique. Soit il considère comme allant de soi que les choses se produisent telles qu'elles lui ont été présentées la première fois, ou bien il croit qu'il existe une raison quelconque à cela mais qui est au-delà de sa faculté de compréhension. Un autiste se cramponnera fréquemment à une habitude particulière et sera bouleversé par une quelconque modification puisqu'il ne peut pas comprendre l'origine de cette habitude.

Aussi, avec l'idée de l'« ordre arbitraire », l'autiste est amené pour la première fois à l'idée que parfois les gens agissent pour faire

---

49   Les recherches ont prouvé que les individus autistes sont souvent bien plus rapides que les individus non autistes du groupe témoin pour discerner visuellement des schémas. (Soulières and Dawson, et al. 2009)

les choses d'une certaine manière non pour une raison particulière mais uniquement pour s'accorder avec les autres, il est aussi amené à l'idée « d'accord » comme base des connexions sociales. Cette idée pourrait être difficile à saisir du premier coup par le client car elle s'écarte de celle des autres modelages. Les autres séquences modelées reposent sur une évolution continue du plus petit au plus grand (ou du plus grand au plus petit), du moins au plus (ou du plus au moins) – avec toujours l'objet du milieu entre les deux autres choses. Le modelage de l'*ordre arbitraire* peut casser ces règles, et il peut devenir impossible de discerner un schéma. Pour la première fois, l'autiste doit regarder au-delà des *choses* qui se suivent pour trouver le modèle, qui ne découle pas des choses elles-mêmes, mais des besoins de la société pour établir des références acceptées par tous.

Cela ramène à l'idée de *norme* qui faisait partie du modelage du *temps*, aussi il se peut que la facilitante et le client explorent la notion de norme appliquée à la convention arbitraire. Par exemple, des langues différentes utilisent des alphabets différents. Pour certaines les lettres sont presque similaires, mais arrangées dans un ordre quelque peu différent. L'alphabet est la référence pour écrire dans cette langue. L'ordre est arbitraire, disposé uniquement pour aider les individus à apprendre l'alphabet et à disposer les mots et les listes de façon cohérente.

La partie finale de la séquence est basée sur l'*importance*. Avec ce thème, la facilitante peut introduire l'idée que l'importance est relative, soumise au changement, et que c'est quelque chose qu'il est possible de déterminer soi-même. L'*importance* signifie degré d'intensité, de valeur. La facilitante doit s'assurer que le client comprend que la séquence par importance peut changer selon nos sentiments ou les circonstances. De même que pour le modelage de l'ordre arbitraire, il peut ne pas y avoir de schéma clair pour l'*importance*. Avec la différence ici que la détermination est individuelle, basée sur les préférences ou les convictions de l'individu.

Une compréhension de la nature subjective et changeante de l'importance aide vraiment le client lorsque des changements non prévus dans sa vie personnelle routinière se produisent. Lorsque les circonstances changent, une nouvelle séquence d'importance doit être créée et adoptée. Sans cette compréhension, de nombreux individus autistes sont déconcertés et submergés par de tels changements – à leurs yeux, la collection de règles dont ils s'étaient rendus dépendants avait changé, et quel que soit le nouveau processus mis en place, celui-ci leur paraissait capricieux et imprévisible. Avec l'*importance* ils disposent d'un nouvel outil d'analyse.

Bien évidemment, un des résultats de la compréhension de l'*ordre arbitraire* et de l'*importance* est que l'individu autiste peut se rendre compte qu'il a des opinions personnelles sur les séquences de sa vie, et qu'il peut commencer à affirmer ces opinions. Des habitudes établies de longue date dans la maison peuvent être remises en question. Si le client Davis se met à analyser délibérément les pratiques courantes à la maison ou à l'école avec ces concepts en tête, il va probablement questionner lesquelles tombent dans le champ de l'*ordre arbitraire* et lesquelles sont dérivées d'un classement basé sur l'*importance*.

Toutes les choses qui existent, et toutes les choses qui se produisent, existent et se produisent dans une ou plusieurs des formes de séquence. La facilitante travaillera avec le client pour s'assurer qu'il a entièrement compris et qu'il connaît parfaitement la signification de ce fait. Pour une personne autiste qui a vécu dans le chaos, ou qui s'est cramponné obstinément à des routines établies par peur de chuter dans le chaos, ceci est une profonde révélation. Chaque chose dans sa vie suit une séquence. Au lieu de confier à sa mémoire des centaines ou des milliers de règles, il suffit de retenir les cinq types différents de la séquence : le temps, la quantité, la taille, l'ordre arbitraire, l'importance.

Lorsque le client semble vraiment comprendre cette idée, les cinq modelages séparés peuvent être réunis en un seul, ainsi un unique modelage de la *séquence* englobe les cinq idées. Un monde très compliqué et confus se trouve réduit en un système qui peut être représenté et compris grâce à quelques enchaînements que l'on peut compter sur les doigts d'une main.

L'ordre : les choses à la place correcte, dans la position correcte et dans l'état correct

« Avec mon univers tout nouvellement scindé en parties individuelles, il était clair que chaque chose et chaque être qui existait, existait à une certaine place et existait aussi dans une position à cette place. Je faisais quelques modelages rudimentaires de l'ordre. Chaque chose qui existe a un commencement et aura une fin, quand elle cessera d'exister. Donc, chaque chose existe à l'intérieur de son propre cadre temporel – son continuum. La place où se trouve une chose à l'intérieur de son temps, entre son début et sa fin, définit son état. En tant qu'adolescent mentalement déficient j'avais créé ma capacité à penser avec ces idées en les modelant avec la terre rouge et l'eau. »

« L'ordre est l'ennemi naturel du chaos, et lorsque j'ai acquis la capacité de penser avec l'ordre, le chaos a disparu de mon univers. »

Ron Davis [50]

Les concepts de base suivants à maîtriser sont l'*ordre* et le *désordre*. Ces concepts sont la suite naturelle de l'exploration de la *séquence* qui est l'exploration d'un système pour placer les choses dans l'ordre. Le concept suivant apportera une perspective différente et plus complète. Une séquence est linéaire et représente un type d'ordre essentiellement en deux dimensions. La maîtrise

---

50   (Davis, Waking Up 2005)

des concepts de l'*ordre* et du *désordre* produit une vue d'ensemble qui s'applique dans un espace à trois dimensions.

Le concept du *temps* est intrinsèque à la compréhension de l'*ordre* et du *désordre*, parce qu'il y a un élément temporel inhérent aussi à la définition. Que quelque chose soit dans une situation d'*ordre* ou non peut dépendre d'un facteur de temps, ou de changements qui se produisent au cours du temps.

Pour comprendre cette idée, il est d'abord nécessaire de comprendre la signification du mot « correct » qui fait partie de la définition de *l'ordre*. Correct signifie « en accord avec les usages ou prescrit pour une situation ou une chose particulière. »

Une chose est en *ordre* lorsqu'elle est dans l'état correct. Le *désordre* signifie le contraire : la chose n'est pas dans l'état correct.

On doit évaluer trois aspects de l'état d'une chose pour déterminer l'ordre. L'un est la *place* : l'endroit où se trouve la chose. Toutes les choses qui existent occupent de l'espace. Si la chose est à la place *correcte*, alors un aspect de l'ordre est satisfait. Par exemple on peut imaginer une tasse posée sur le dessus de la table.

Un autre aspect intimement lié au précédent est la *position* de l'objet. La *position* est la manière dont une chose est placée ou disposée dans l'espace, si elle est à plat, inclinée ou debout. Si une chose existe dans un espace, elle doit aussi occuper une *position* dans cet espace. Par exemple, les positions possibles pour une tasse à café pourraient être à l'endroit, retournée ou renversée sur le côté.

Le troisième aspect à considérer est l'*état* de la chose. L'état d'une chose est son état, et particulièrement son apparence, sa qualité ou son état de fonctionnement. Est-ce que votre tasse à café est propre et vide, ou remplie avec une boisson, est-elle sale ? Est-elle intacte, fendue ou cassée ?

L'*état* inclut aussi un élément temporel. Toutes les choses qui existent, existent dans le temps aussi bien que dans l'espace. Chaque objet existe à l'intérieur de son propre continuum temporel de temps ; c'est-à-dire que chaque chose a un commencement et une fin, un avant et un après, et chaque chose occupe une position particulière sur la ligne du temps et du changement. Ainsi l'*état* inclut la situation d'une chose dans le temps.

Ceci est important car ce qu'est l'ordre à un moment donné peut être le désordre à un autre moment.

La définition de l'ordre est que les choses doivent être à la place correcte, dans la position correcte et dans l'état correct. Pour constituer l'ordre, ces trois facteurs doivent exister simultanément.

Le désordre est une dichotomie de l'ordre. Le désordre signifie que les choses ne sont pas à la place correcte, et/ou pas dans la position correcte et/ou pas dans l'état correct. Si l'un des aspects n'est pas correct, alors il y a une situation de désordre.

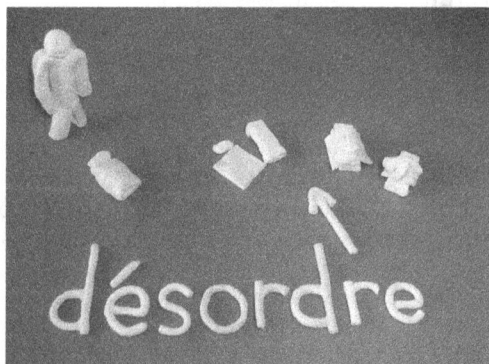

Parce que chaque chose existe dans le temps, et que le temps est la mesure du changement, alors ce qui est correct peut et doit changer, et changera avec le temps. Si nous reprenons notre tasse à café et imaginons qu'elle est posée à l'endroit sur la table de la cuisine, à demi pleine de café, nous devons connaître quelque chose sur la condition du temps pour déterminer si la tasse est bien là où elle devrait être. Si quelqu'un est assis à la table près de la tasse et prend son petit déjeuner, alors vraisemblablement la tasse est à la place correcte dans la position correcte et dans l'état correct ; la tasse est en situation d'*ordre*. Mais s'il n'y a personne à la table et si le café dans la tasse est froid, alors il est probablement temps pour la tasse d'être enlevée de la table pour être lavée. À cause de l'écoulement du temps, la tasse est dans une situation de *désordre*.

Le client Davis va créer les modelages de l'ordre et du désordre côte à côte. Le désordre étant une dichotomie de l'ordre, il ne peut être modelé ni compris sans l'exemple de l'ordre inclus dans le modelage. De même, le modelage de l'ordre nécessite les images opposées du désordre pour être compris. Le modelage en pâte pour ordre et désordre nécessite la présence du modelage du soi (ou de plusieurs), et quatre représentations du même objet, l'une qui est en ordre, les trois autres montrent respectivement une place incorrecte, une position incorrecte et un état incorrect. La flèche dominante pointe l'objet qui est en ordre pour le mot « ordre ». Après avoir maîtrisé ce mot par la procédure habituelle, le mot « désordre » est substitué au mot « ordre », et la flèche dominante est dirigée vers la zone des trois formes du désordre.

La forme la plus simple pour le modelage de *l'ordre* et du *désordre* va représenter uniquement un type de désordre. Elle reprend la construction de base du *soi* et de la boule de pâte, sauf que ce modelage comporte deux modelages du *soi*. Un *soi* tient une boule dans ses mains, tandis que l'autre *soi* a perdu la boule : une représentation du *désordre*, puisque la boule n'est pas à la place correcte ni en état correct.

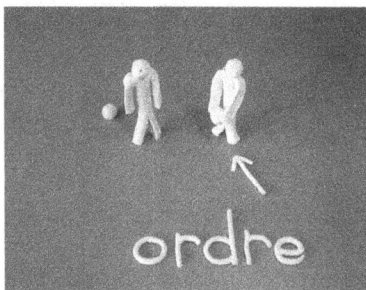

Comme pour les autres étapes de la Maîtrise des Concepts, le client va passer du temps avec la facilitante à chercher des exemples *d'ordre* et de *désordre* dans l'environnement. Nous ne demanderons pas au client d'essayer de créer lui-même l'ordre à ce moment du programme, car c'est un exercice réservé pour la fin de la phase du Développement de l'Identité, après la maîtrise d'autres concepts importants. Néanmoins, plusieurs facilitantes ont rapporté que leurs clients commençaient spontanément à utiliser le concept *d'ordre* dans leur vie à cette étape du programme.

Une facilitante travaillait avec un jeune garçon dans la maison de vacances de la famille. Après avoir fini le modelage, il se leva et créa un ordre parfait et total dans le salon, sans demande ni aide de quiconque.[51] Un autre enfant, une fille, avait fini sa première construction, mais à mi-parcours de la seconde construction, elle est rentrée à la maison et a demandé à sa mère de l'aider à créer l'ordre dans sa chambre à coucher.[52] À partir de ces éléments, nous pouvons voir qu'avec le modelage du concept de *l'ordre*, le client a acquis assez de connaissance pour être capable de créer l'ordre dans sa propre vie, s'il y est enclin.

Toutefois, le transfert de connaissance vers l'action peut nécessiter bien plus de travail et le reste de la phase du Développement de l'Identité est conçu pour compléter ces éléments. À ce niveau, le client devrait avoir une compréhension de base du concept *d'ordre*, mais il ne peut pas encore considérer l'ordre comme son travail personnel ou comme sa responsabilité d'influer ou de créer cet ordre. L'exploration et la maîtrise d'un concept ne suffisent pas en elles-mêmes pour incorporer le concept dans l'identité de l'individu. Ces concepts produisent plutôt une connaissance qui va soutenir une capacité à exercer un contrôle, mais le client peut avoir besoin d'encore plus de temps pour acquérir les compétences nécessaires pour utiliser pleinement la nouvelle connaissance. De nombreux clients ne sont pas capables

---

51 Rapporté par la facilitante, formatrice et superviseur de formation pour l'autisme Gabriela Scholter, de Stuttgart en Allemagne.
52 Rapporté par la facilitante pour l'autisme Tina Guy de Nelson en Nouvelle Zélande.

d'intégrer ni d'utiliser les concepts initiaux tant qu'ils n'ont pas exploré complètement les concepts qu'il reste encore à présenter.

Le modelage de l'*ordre* et du *désordre* termine la première construction. Le client, qui, auparavant percevait son monde comme chaotique et redoutait toute perturbation dans son sens ténu de stabilité, a maintenant appris que le changement lui-même fait partie de l'ordre naturel des choses. Il a appris que toutes les choses sont le produit d'un enchaînement de changements, que l'écoulement du temps est une manière de mesurer le changement, et que les normes des mesures que nous utilisons sont basées sur la régularité de certains cycles de changement. Il comprend l'idée de séquence, il a la capacité d'évaluer n'importe quelle série d'objets ou séries d'événements pour déterminer si une séquence – une structure régulière – existe, aussi bien que pour comprendre et s'adapter aux séquences qui sont arbitraires ou soumises aux changements. Il dispose en outre d'un système d'analyse simple et direct en trois parties pour reconnaître et clairement définir l'ordre dans son monde. Il peut voir le concept de *désordre* comme associé à l'*ordre*, reflétant souvent simplement une situation temporaire de changement. Ainsi, la première construction l'a conduit hors de son chaos vers un monde ordonné, régulier et bien plus prévisible.

Les concepts restants sont organisés pour lui donner la capacité de fonctionner plus efficacement à l'intérieur de ce monde, de faire la transition de l'état d'observateur à celui de participant actif. Une fois qu'il aura maîtrisé tous les concepts, il sera prêt pour commencer le processus de transfert de sa compréhension vers des compétences qui pourront être intégrées dans sa vie quotidienne.

Chapitre 8

La Seconde Construction :
Un monde d'expérience

Avec la première construction, le client a expérimenté un ensemble de concepts connectés entre eux, qui lui permet de donner du sens au monde physique extérieur. Toute chose qui se produit autour de lui peut être comprise dans le contexte du changement, de la conséquence, du temps, de la séquence, de l'ordre et du désordre.

Mais l'autiste vit aussi dans un monde mental intérieur. Une caractéristique de son autisme peut être une incapacité de distinguer son monde mental du monde extérieur, de connaître la différence entre ses pensées et ses perceptions subjectives, et la réalité. Les règles du monde extérieur ne gouvernent pas le domaine mental. Dans l'imagination, la mémoire peut restituer des choses modifiées par rapport à ce qu'elles étaient auparavant, et nous plonger dans des instants depuis longtemps révolus. Nos pensées peuvent arriver toutes en même temps dans un fatras d'idées et d'impressions différentes : l'acte de penser n'est pas délimité par un système de séquence ou d'ordre.

Le modelage du *soi* se compose de trois parties : le corps, le mental, et la force vitale. La seconde construction se structure sur le *mental*, en commençant par le concept de *perdurer*, qui mène à celui de *vivre* et aboutit à une exploration de la *perception*, de la *pensée* et de *l'expérience*.

Le Concept Racine : Perdurer (demeurer inchangé)

Le modèle de la première racine, le *changement*, établissait les bases pour l'existence de quelque chose. Toutes les choses qui existent ont un commencement, et existent comme la conséquence de quelque chose d'autre.

L'idée de *perdurer* commence avec quelque chose qui existe déjà. Comme concept racine, c'est quelque chose qui émane de la nature, et se produit sans intervention ni interprétation humaine. Ainsi le modelage en pâte doit-il inclure le *soi* uniquement dans le rôle d'observateur.

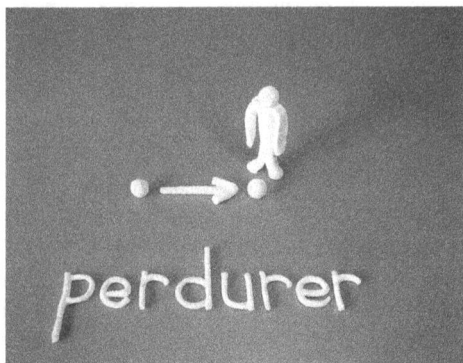

La définition de *perdurer* est simple : « demeurer inchangé ». Même si l'état, la place ou la position de chaque chose peuvent changer, la chose elle-même va *perdurer*. Par exemple, les feuilles d'un arbre peuvent changer de couleur et tomber avec le changement de saison, cependant l'arbre reste. Une voiture peut se déplacer d'un endroit à un autre, quelquefois elle roule rapidement et quelquefois elle est arrêtée, elle peut être cabossée ou rayée, mais elle *perdure* comme voiture.

Comme pour les autres modelages, le client va passer du temps à travailler avec la facilitante à explorer le concept dans l'environnement. Il fera d'abord un modelage basé sur sa propre représentation, puis ensuite un modelage de la forme la plus simple guidé par sa facilitante. Puisque *perdurer* signifie *demeurer inchangé*, le modelage personnel du client montrera simplement un objet quelconque qui sera le même aux deux extrémités de la flèche de transition qui les relie entre eux. Le modelage de la forme la plus simple est aussi vraiment facile : il aura le *soi* en observateur, deux boules de pâte à modeler identiques, et une flèche en pâte à modeler signifiant l'écoulement du temps de l'une à l'autre. Contrairement au changement, où l'une des boules était aplatie, ici les deux boules sont les mêmes.

La facilitante Tina Guy rapporte l'histoire d'une petite fille de douze ans que j'appellerai Holly. La mère de Holly assistait à chaque session aux côtés de sa fille, et modelait chaque concept avec elle. Un soir avant de se coucher, Holly demanda, « Pourquoi dois-je grandir, maman...je ne serai plus ta petite fille alors ? » Sa maman a répondu en indiquant que nous changeons tous, mais que nous *perdurons* aussi comme nous-même, et que sa fille *perdurerait* toujours comme sa petite fille. Ce fut une immense percée pour cette famille que Holly soit capable d'exprimer ses sentiments avec des mots ; la maman était très reconnaissante envers le programme Davis pour avoir fourni du vocabulaire et un ensemble de concepts pour lui permettre de rassurer sa fille et l'aider à grandir.

Le Concept Fondamental : Vivre (perdurer comme soi)

Un concept fondamental est tiré de la façon dont nous, en tant qu'êtres humains expérimentons le concept racine. Notre expérience du concept de *perdurer* nous conduit directement au concept de *vivre* – de perdurer comme soi. Cependant, pour un individu autiste, la permanence du *soi* peut ne pas être évidente intuitivement, simplement parce qu'il n'a pas eu la même conceptualisation du *soi* lors de son développement dans l'enfance.

Il n'y a vraiment qu'une seule façon de modeler le concept de *perdurer comme soi* avec le langage de la pâte à modeler déjà développé, aussi dans ce cas, le client ne réalisera qu'un seul modelage. Le modelage nécessite simplement de disposer de deux représentations en pâte du *soi* et d'une flèche de transition, pour indiquer que le *soi* est identique dans les positions avant et après sur le continuum du temps. Bien évidemment comme pour les autres étapes de la Maîtrise des Concepts, le client passe aussi du temps à discuter du concept avec la facilitante, et à explorer des

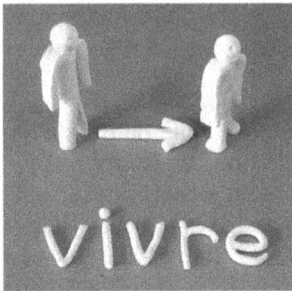

exemples dans son environnement. Par exemple, un oiseau dans l'arbre *vit* ; il construit son nid et perdure comme lui-même. Un chiot *vit* ; il grandit et change, mais il est toujours un chiot, et perdure comme lui-même. La dame dans sa boutique *vit* ; elle vaque à son travail et perdure comme elle-même.

Avec la seconde construction, il n'y a généralement pas besoin de modeler le *soi* dans différentes situations de cause, d'effet ou d'observation. Parce que *vivre* et les concepts restants concernent le *soi* et le processus interne de pensée et de conscience expérimentés par le *soi*, le modelage du *soi* n'est plus extérieur aux concepts ni aux événements représentés. Plus précisément, dans cette construction, chaque modelage concerne le *soi* et la façon dont le *soi* fonctionne. Dans certains modelages, il peut y avoir plus d'un *soi* en pâte, pour représenter les différents états du *soi* comme il évolue au cours du temps. Mais il n'y a plus besoin que le *soi* joue différents rôles à l'intérieur de chaque modelage.

En d'autres termes, la première construction se concentrait sur ce qui se produit à l'extérieur du *soi*, aussi il était nécessaire d'établir un rôle pour le *soi* dans chacun de ces modelages. Sans cela, nous ne pouvions pas être certain que le client établisse la relation entre le monde extérieur et sa propre expérience personnelle et incorpore ces concepts dans son identité.

En allant plus loin, les concepts sont les choses qui se produisent en *soi*. L'état du soi pendant qu'il expérimente ces concepts peut être une partie importante du modelage, mais il n'y a pas de rôle séparé car le *soi* est toujours le *soi*.

Et naturellement ceci est la leçon-clé apprise avec le modelage de *vivre* : le *soi* peut grandir et changer et s'adapter ; il peut porter des vêtements différents, être mouillé ou sec, en bonne santé ou malade – cependant il est toujours *soi*. Même s'il se sent différent de jour en jour, même s'il y a des moments où il ressent le désir d'être seul et de se retirer dans la sécurité de son monde autistique, il est encore *soi* – mais simplement *soi* dans un état d'humeur différent.

Les Concepts de Base : la Perception, la Pensée et l'Expérience

La perception : la conscience externe

L'étape suivante est le modelage des concepts qui proviennent de la racine *perdurer* et du concept fondamental *vivre*. Le premier concept de base à modeler est la *perception*.

Avec le modelage de *vivre*, le client a établi l'existence du *soi*, et le fait que le *soi* perdure. Le concept suivant est l'idée que d'autres choses existent à l'extérieur de soi. Ce concept est intuitif pour les individus au développement neurotypique, mais le monde interne chaotique de l'autisme rend difficile de ressentir les frontières entre le *soi* et le monde extérieur. Au royaume de l'autisme, il est possible que tout cela soit identique.

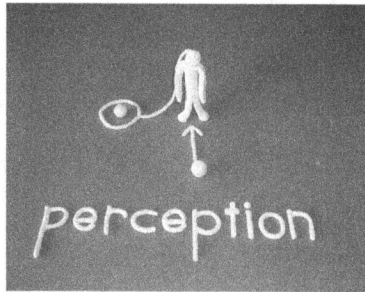

Afin qu'un individu soit conscient que quelque chose existe en dehors de *soi*, il doit le percevoir. La perception est le moyen par lequel les choses qui existent à l'extérieur de *soi* sont transportées à l'intérieur de *soi*. Ainsi le modelage en pâte inclura-t-il le *soi*, une chose qui existe à l'extérieur, une flèche qui indique le mouvement de la chose externe vers le soi, et une bulle de pensée qui montre que la chose perçue existe à l'intérieur du mental de *soi*. Comme pour les autres étapes de la Maîtrise des Concepts, le processus commence par un dialogue entre la facilitante et le client pour explorer le concept à modeler, suivi par la confection de son propre modelage par le client.

La facilitante va commencer par discuter de la perception visuelle – l'idée de *voir* – et la flèche dans le modelage va représenter le processus de la vision. L'objet physique lui-même n'est pas transféré dans le cerveau du soi, mais les yeux du soi sont capables de percevoir les ondes lumineuses qui se réfléchissent sur les contours de l'objet, et ainsi une image de l'objet est créée dans le cerveau de l'individu qui a vu l'objet.

Après le modelage, la facilitante et le client vont explorer l'environnement. Au début, ils vont continuer d'explorer les perceptions visuelles, peut-être en regardant les objets du monde réel pendant que la facilitante encourage le client à décrire ce qu'il voit. Plus tard, la facilitante élargira la discussion et les activités à l'exploration des autres sens : l'ouïe, le toucher, le goût et l'odorat. La facilitante pourrait introduire des jeux ou des puzzles basés sur ces sens ; par exemple, elle peut suggérer que le client essaye de deviner de quel objet il s'agit alors qu'il a les yeux bandés, ou bien lorsque cet objet est dissimulé autrement à sa vue. Peut-il identifier une orange à son odeur ? Un crayon par sa forme et sa texture ? Peut-il comprendre ce qui cause les divers sons de son environnement ? Cette partie du programme peut être une vraie partie de plaisir.

Comme pour les autres étapes de la Maîtrise des Concepts, l'exploration de ce concept se conclura par la création d'un second modelage de la forme la plus simple.

Cette phase du programme peut être révélatrice. Le cœur de l'autisme est la manifestation d'une divergence dans la manière dont le cerveau traite et interprète les informations venant des perceptions. L'autiste perçoit et expérimente tout simplement le monde d'une façon différente de celle de ses homologues non-autistes. Il est possible qu'il présente une sensibilité hypertrophiée aux sensations sonores, lumineuses, tactiles, aux odeurs, ou au goût.

Incapable de filtrer les sensations qui distraient et incapable d'intégrer ou d'harmoniser le bombardement des données sensorielles, l'autiste navigue entre aversion et évitement. Il peut aussi avoir des plages d'infra-sensibilité – des circonstances ou des situations dans lesquelles il ne remarque même pas ou n'est pas conscient de distinctions sensorielles qui seraient évidentes pour la plupart des autres à sa place. Dans certains cas, l'autiste peut simplement expérimenter des réponses inhabituelles ou peu communes à une information sensorielle, comme la synesthésie.[53]

L'orientation Davis fournit un mécanisme par lequel l'individu peut intégrer et harmoniser les informations sensorielles, ainsi qu'un outil pour stimuler la cohérence et la précision des perceptions. Au moment où le client travaille sur la seconde construction, il y a des chances que le monde de ses perceptions soit devenu un monde de maintien de l'orientation pendant une partie substantielle de ses heures d'éveil. Mais les outils d'orientation ne peuvent pas défaire l'histoire, et il peut y avoir des absences de perception ou des zones de confusion qui sont découvertes et traitées au cours du modelage ou des explorations de l'environnement.

Par exemple, la facilitante Elizabeth Shier a découvert une imprécision auditive importante chez un client, Michael, bien qu'elle ait auparavant travaillé quotidiennement l'orientation auditive avec lui. Elle explique :

---

53 La synesthésie est un mélange et une fusion d'impressions sensorielles, tel que voir des couleurs en association avec certaines notes de musique. Daniel Tammet, un autiste savant de haut niveau et auteur d'une biographie *Né un jour bleu*, associait les jours de la semaine à une couleur spécifique, les nombres et les mots à des formes et des structures spécifiques. (Tammet 2007) Sa synesthésie contribua à sa prodigieuse mémoire et à ses capacités en mathématiques. Il établit un record en récitant de mémoire plus de 20 000 décimales du nombre pi ; il a aussi une facilité stupéfiante pour engranger de nouveaux langages, ce qu'il attribue à sa faculté de se rappeler les formes des mots nouveaux. On a constaté que 15% des synesthètes ont, au premier degré de génération, de l'autisme, de la dyslexie ou des TDA dans l'histoire familiale. (Cytowic 1995)

« Nous faisions l'exploration de l'environnement dans la cuisine. Je faisais chauffer du jus de citron parce que Michael voulait savoir si c'était plus acide lorsque c'était chaud (ça l'était!). Je lui ai demandé quel bruit faisait le four à micro-ondes. Je fus vraiment surprise quand il a répondu : 'buzz'. Le four avait en fait émis un 'bip, bip'. Cela nous entraîna vers le piano pour jouer un simple jeu de recopie. Au début, Michael était totalement incapable de recréer ne serait-ce qu'une suite de deux notes, mais avec beaucoup de rire, il y parvint. Cela a grandement amélioré sa capacité d'écoute à la maison aussi. »

Un autre client avait choisi de modeler le corps entier d'un alligator pour sa première représentation de la *perception*. Dans sa bulle de pensée, il avait créé un modelage représentant uniquement la tête de l'alligator, avec son énorme gueule grande ouverte, remplie de longues dents pointues. Après une longue discussion, la facilitante Marcia Maust l'amena à découvrir que lorsqu'il est orienté, le contenu de la bulle de pensée doit correspondre à l'objet du monde réel. Tout à coup il sourit et dit, « ça y est ! C'est pour ça que, durant toute ma vie, tout le monde me disait toujours que je ne voyais pas les choses de la même façon qu'eux ! »[54]

Elizabeth Shier eut une conversation semblable avec une petite fille qui modelait deux petites souris qui se tenaient bien droites, avec deux petites souris qui se reposaient allongées dans la bulle de pensée. Avec effort, l'enfant s'est rendu compte que les deux parties

---

54 Le manque de compréhension de l'idée que la perception doit coller à la réalité peut aussi expliquer la difficulté qu'éprouvent typiquement les enfants autistes face aux tests de fausse-croyance (Wellman, Cross and Watson 2001). Traditionnellement les tests de fausse-croyance sont utilisés pour juger de « la théorie de l'esprit », en testant la capacité du sujet à extrapoler la croyance mentale de quelqu'un qui a été trompé. Les chercheurs supposent que réussir le test nécessite de comprendre qu'une troisième personne peut avoir des pensées qui divergent de la réalité et qui diffèrent de la connaissance possédée par le sujet. Mais il est aussi possible que certains individus fournissent une réponse fausse au test à cause d'une profonde incompréhension de leur propre processus de pensée, ainsi que de la différence entre la pensée et la réalité.

devaient être identiques. Par le passé l'enfant avait décrit tant de situations de sa journée d'école de façon inexacte, que l'école ne l'autorisait plus à rester avec seulement un unique professeur dans la classe. Après le programme sa mère fit part d'un changement de comportement. L'enfant n'était plus ni vague ni perplexe lorsqu'elle décrivait les événements passés, parce que ses perceptions s'étaient enracinées dans la réalité.

La facilitante Alma Holden partage un autre exemple. En explorant l'environnement extérieur, elle trébucha sur une branche au sol. Le client de douze ans se mit à rire et demanda : « Est-ce que votre perception est bonne ? » Ce qui permit d'entamer une discussion sur l'idée de perceptions correctes ou incorrectes, et de relier ces idées à la conséquence, consolidant ce concept. L'idée que les perceptions internes sont un miroir du monde réel externe peut être profonde pour un individu qui a passé la plupart de sa vie englouti dans une sensation de chaos.

La pensée – activité mentale

Le concept de base suivant est la *pensée*, définie comme l'« activité mentale ». À ce point, le client revisite une idée suggérée précédemment dans le modelage du *mental*, un des aspects du *soi*, dans lequel le concept de la bulle en pâte pour représenter les pensées fut introduit pour la première fois. La définition donnée pour le *mental* était « le processus de penser », et la phrase et le modelage initial incorporaient tous deux l'idée de « pensée », utilisant des morceaux de pâte à modeler placés à l'intérieur de la bulle pour décrire un ensemble de pensées.

La bulle de pensée en pâte à modeler était réintroduite dans le modelage de la perception – alors à nouveau, le client avait déjà créé et compris une représentation en pâte à modeler de l'activité mentale. Ainsi le modelage de la pensée devrait être facile ; par le dialogue la facilitante va guider le client afin qu'il reconnaisse que la « pensée » fait référence à l'objet qui est dans la bulle du modelage de la forme la plus simple de la perception.

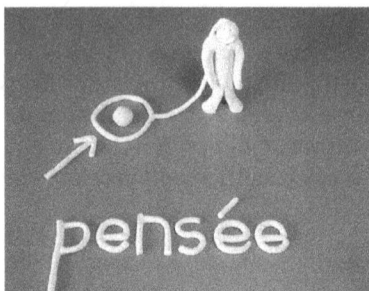

Cependant, à ce niveau une compréhension plus approfondie est ajoutée au cours de l'exploration de l'environnement. La facilitante va introduire l'idée d'une pensée intentionnelle – pensée qui a un rapport avec le monde extérieur. Cette idée germe à partir du concept de « pensée » comme un simple reflet de la perception, mais va déboucher sur le concept de « pensée » en tant que processus d'apprentissage – acquisition de la connaissance, du savoir-faire et de la compréhension du monde extérieur et de sa place en celui-ci. Alors que le mot « pensée » peut aussi faire référence à la pensée imaginative ou vagabonde – la matière des rêves éveillés – le concept est maintenant exploré comme précurseur d'un ensemble de concepts avancés qui inclut toutes les formes d'apprentissage.

La facilitante guide doucement le client pour qu'il reconnaisse la « pensée » comme un moyen pour questionner et émettre des hypothèses, à travers des jeux comme lorsque le client observe des choses et dit ce qu'il pense. La facilitante pourrait commencer le jeu en disant quelque chose comme, « j'ai vu un enfant ramasser une balle – je pense qu'il va la lancer. » Le client est encouragé à faire ses propres observations et à émettre ses propres idées. Alors que le modelage de la perception décrit uniquement des pensées passives résultant de simples observations, la facilitante dirige maintenant le client vers une activité mentale dynamique. Alors que la « pensée » avait pu être utilisée antérieurement pour étiqueter le monde mental interne de l'autisme, le client peut maintenant voir la « pensée » – l'activité de son propre mental – comme un instrument pour acquérir la perspicacité et la compréhension du monde extérieur.

Les jeux de pensée choisis par la facilitante renforcent aussi les concepts de *conséquence*, *avant* et *après*, *cause* et *effet* de la première construction. Observer et spéculer sur ce qui va se produire ensuite – ou peut-être sur ce qui s'est produit auparavant – intègre les règles qui gouvernent le monde extérieur dans le monde mental intérieur. De cette façon, le modelage de la *pensée* et les exercices aident à intégrer les deux domaines du monde physique et du monde mental. Le client apprend à penser de façon linéaire et logique.

L'expérience : vivre en tant que soi changé

Le troisième concept de base à modeler est le concept d'*expérience,* qui réunit ensemble les deux concepts modelés précédemment (la *perception* et la *pensée*). Ce modèle relie aussi la deuxième construction et la première, assemblant les concepts qui découlent de la première racine du *changement* avec ceux dérivés de *perdurer.*

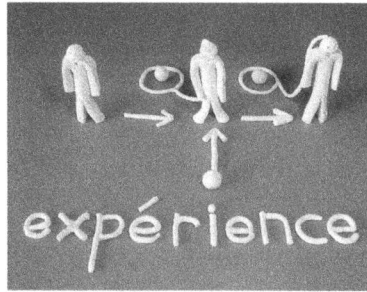

Lorsque le client a maîtrisé les concepts de *perception* et de *pensée*, le concept suivant qui en découle naturellement : *l'expérience* est ce qui est arrivé au *soi* comme le résultat d'une perception enregistrée en tant que pensée. Le *changement* est tout ce qui résulte de ce processus de pensée ; au niveau le plus simple, le *soi* a maintenant une mémoire d'un événement passé. Selon la nature de la pensée, le *soi* peut changer de différentes façons. Par exemple, après avoir goûté un nouveau parfum de crème glacée, le *soi* peut avoir une opinion changée sur le type de crème glacée qu'il préfère.

La forme la plus simple du modelage peut juste décrire *soi* dans le continuum du temps, retenant la pensée après que le stimulus perceptuel soit passé. La facilitante va guider le client et renforcer le concept en l'engageant dans des activités qui créent de l'expérience et en obtenant que le client décrive chaque expérience.

La facilitante l'entraîne alors vers l'exploration des trois types d'expérience : dans le rôle de l'observateur, comme cause, ou comme effet. Ces trois rôles ont été introduits dès le début du modelage de la première construction, comme partie du processus de maîtrise. Aussi la tâche à ce moment du programme est-elle de donner un nom à chacun de ces types d'expérience. Ce sont les trois concepts que Davis a choisi d'appeler la *compréhension* (tirée de l'observation), la *connaissance* (tirée de l'expérience d'être à l'effet), le *savoir-faire* (venant de l'expérience d'être à la cause).

Parce que ces trois concepts représentent différents aspects d'un concept beaucoup plus vaste, l'*expérience*, la facilitante et le client peuvent travailler avec les modelages déjà créés, utilisant simplement la discussion pour identifier clairement ce qui se passe dans le modelage, faisant des ajustements mineurs, et employant des flèches dominantes si nécessaire pour indiquer quel mot est en relation avec quel aspect du modelage.

La **compréhension** : l'expérience de l'observation
(le *soi* est au centre, il observe la boule)

La **connaissance** : l'expérience d'être à l'effet
(le *soi* est heurté par la boule)

Le **savoir-faire** : l'expérience d'être à la cause
(le *soi* a influé sur la position de la boule)

Naturellement, le modelage en pâte est à nouveau complété par des activités et des explorations qui renforcent et attirent l'attention du client sur chaque type d'expérience. Chaque expérience possible s'accordera avec au moins une de ces catégories, ainsi il n'y a aucune limite quant aux activités que la facilitante et le client peuvent entreprendre ensemble.

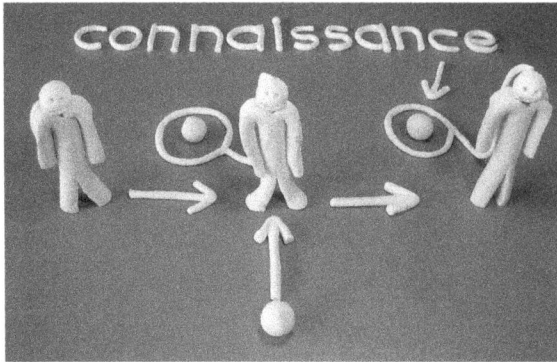

Les mots utilisés – l'expérience, la compréhension, la connaissance, le savoir-faire – ne sont pas nouveaux. Ils faisaient partie intégrante du texte récité pour identifier le modelage du *soi* : « *Tu représentes moi. Tu représentes chaque expérience vécue par moi, toute ma connaissance, tout mon savoir-faire et toute ma compréhension.* » Avec la maîtrise de ces concepts, le client peut maintenant comprendre complètement la signification de ces mots, être sensible au fait que le « moi » inclut l'expérience construite de la connaissance, du savoir-faire et de la compréhension. De cette façon, les concepts appris vont s'intégrer dans l'identité du client.

La seconde construction est maintenant terminée.

Chapitre 9

La Troisième Construction :
L'importance de l'émotion

La troisième construction est bâtie sur le concept racine de
l'énergie, et fournit une exploration très poussée de la *force vitale,* le
troisième aspect du *soi.* Elle fournit les moyens par lesquels les deux
premières constructions, bâties sur les concepts du *changement* et
de *perdurer* sont associées ensemble pour donner au client un sens
grandissant de son dessein dans la vie. Elle diffère des deux autres
constructions qui étaient plutôt élaborées à partir d'états
directement observables du monde physique – des idées comme le
changement et *perdurer.* Elle provient d'un concept plus abstrait et
conduit à l'exploration du monde interne des *sensations.* Cette
exploration est essentielle pour fournir au client une sensation
d'intégrité, mais la série de concepts explorés peut être moins
intuitive pour l'observateur ou l'aide externe. Les concepts sont
nommés avec des mots usuels et ordinaires, mais les définitions
données sont spécifiques à la tâche et au but de la construction.

—

Les Fondations de l'Émotion

Dans cette troisième construction, « l'émotion » est le premier
des quatre concepts de base à être exploré. C'est-à-dire qu'il est
situé au troisième niveau de la pyramide comprenant la racine, le
concept fondamental, les concepts de base et s'appuie sur la
connaissance acquise de l'expérience du concept racine.

Le mot *émotion* a pour racine le mot latin qui signifie
mouvement ; littéralement il signifie « sortir ». Davis définit
l'émotion comme « l'énergie créée en soi » – c'est-à-dire l'impulsion
en soi qui entraîne un mouvement. Avec cette définition, le concept
d'émotion devient un pont vers les autres concepts de base – *l'envie,*
le *besoin, l'intention* – qui sont les sensations internes qui poussent

les êtres humains à agir. Ce sont les concepts que l'individu autiste a besoin de reconnaître et de maîtriser tant pour son propre développement individuel que comme fondation pour anticiper et comprendre le comportement des autres.

Malgré l'origine du mot, la plupart des dictionnaires définissent « l'émotion » en termes de sentiments, tels que « de émouvoir, d'après l'ancien français *motion,* mouvement ; agitation passagère causés par un sentiment vif de peur, de surprise, de joie, etc. ». [55] Mais cette définition est purement descriptive – elle ne conduit pas à une compréhension de la source de l'émotion, ou de l'importance que jouent les émotions dans nos vies et dans notre être.

La facilitante Gabriela Scholter raconte cette histoire au sujet d'un garçon que je nommerai Kurt : « Je viens de rencontrer un garçon de 15 ans, le meilleur de sa classe dans chaque matière sans exception y compris le sport, et très autiste. Il sait parler, s'il le veut, mais il pose sans cesse la même question, « *Et ça sert à quoi ?* » Que ce soit pour se promener dehors, pour faire cuire un gâteau ou toute autre chose – si ce n'est pas en relation avec l'école, il a besoin de savoir à quoi cela sert. C'est comme si la seule chose dans sa vie qui ait du sens est l'école. » On présume que le jeune homme n'aurait pas été satisfait si la réponse à sa question était simplement « C'est amusant » ou « Cela nous fait plaisir. »

Ray Davis a travaillé avec un garçon de neuf ans qui était pratiquement expert dans tout ce qui concerne les différentes marques et modèles de voitures. Après le modelage du *changement,* Ray se promenait dehors pour explorer l'environnement avec le jeune Brandon, quand soudainement le garçon se mit à rire – un rire profond, jovial et rabelaisien. Ray s'enquit de ce qui était si drôle. Pouvant à peine contenir son rire, Brandon montra une voiture et bégaya, « Des roues de Honda sur une Toyota ! »

---

55   http://www.larousse.fr/dictionnaires/francais/%C3%A9motion/28829
(accédé le 02 avril 14)

Ray rit aussi, et demanda alors à Brandon quel était son type de voiture préféré. Le garçon ne put pas répondre – il fixa seulement Ray avec un air perdu. L'intelligence du garçon lui avait permis de détecter en un instant un ensemble d'enjoliveurs dépareillés, et il était tout à fait capable de ressentir un sens de l'amusement, exprimé par son rire. Mais il n'avait pas intégré l'idée que ses émotions pouvaient donner naissance à une opinion – il ne pouvait pas utiliser ses propres émotions pour diriger ses choix ou ses actes.

Brandon et Kurt étaient capables tous deux d'employer leur intelligence pour apprendre des choses sur les sujets qui les intéressaient. Les sentiments positifs qu'ils associaient à leurs centres d'intérêt respectifs et à leurs exploits les guidaient intérieurement, mais ils ne voyaient ni ne comprenaient que ces centres d'intérêts étaient gouvernés par leurs émotions internes. À l'inverse, il est probable qu'ils voyaient leurs centres d'intérêts comme guidés par des facteurs externes d'importance universelle. Brandon pensait que les voitures étaient objectivement importantes ; Kurt plaçait une valeur semblable dans sa performance scolaire et athlétique.

Pour atteindre les objectifs du programme d'autisme, le client doit apprendre que « l'émotion » est une force directrice interne. Les humains s'adonnent à des activités pour servir leurs envies, et leurs envies sont gouvernées par les émotions internes. Nous voulons ce qui nous rend heureux, ou ce qui soutient nos objectifs personnels à long terme. Le client autiste a besoin de comprendre que l'envie interne est gouvernée par l'émotion.

Bien qu'il soit tout à fait possible qu'un individu puisse être capable d'offrir des explications rationnelles détaillées de la raison pour laquelle il agit d'une certaine façon, la véritable raison est au final commandée par l'émotion. Simplement savoir que quelque chose est important ou précieux n'est pas suffisant si le cœur n'est pas à la tâche.

Parce que Davis décrit « l'émotion » comme « l'énergie créée en soi », il doit y avoir une compréhension du concept racine « énergie ». C'est pourquoi *l'énergie* – quelque chose d'invisible qui existe dans la nature – est le troisième concept racine à maîtriser.

Et parce que « l'émotion » dérive en fait de sensations internes naturelles, il est important d'explorer la genèse de ces sensations. Nous faisons cela en commençant par modeler le concept de *pulsion*. L'ordre pour la troisième construction est de modeler en premier la *pulsion*, puis *l'énergie*, puis la *force*, tout ceci pour préparer le concept de base *l'émotion*.

La Pulsion – Le Désir Instinctif de Chercher le Plaisir et d'Éviter la Douleur

La troisième construction commence avec un modelage du concept de la *pulsion*. La *pulsion* n'est pas un concept racine, mais plutôt le sous-bassement des concepts à explorer. Les concepts racines sont des lois de la nature, des idées qui représentent des constantes dans le monde extérieur. Parce que les concepts sont des étiquettes pour les situations qui se produisent sans être visibles ni éprouvées, un individu autiste en a habituellement une compréhension réduite jusqu'à ce que le concept racine soit exploré avec la facilitante.

Une *pulsion*, d'autre part, est une sensation interne avec laquelle le client est bien familiarisé, bien qu'il puisse ne pas lui avoir donné de nom, ni avoir pensé à établir une relation d'un type de pulsion à un autre. La pulsion fait partie de notre programme génétique – c'est un moteur inné qui est essentiel à la survie de toute créature, tel ce qui nous pousse à chercher la nourriture et un abri, et à essayer d'éviter tout mal physique.

Les pulsions fournissent l'énergie qui dirige notre survie et qui nous rend aussi capable d'éprouver des émotions. La *pulsion* est le point de départ de la *force vitale*.

Parce que la *pulsion* ne représente pas une nouvelle découverte pour le client autiste, mais plutôt un nom qui définit une partie familière de son expérience interne, le processus de modelage est relativement rapide. La facilitante va discuter de l'idée avec le client et le guider dans la construction du modelage.

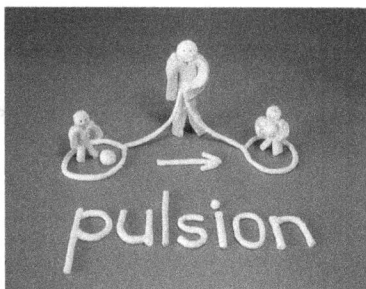

Il y a deux nouveaux ajouts au langage de la pâte à modeler introduits dans ce modelage : la bulle des sensations et le modelage du soi en miniature. La bulle de sensation s'emploie pour représenter quelque chose qui se produit à l'intérieur de *soi* : la sensation qui accompagne l'image modelée. L'extrémité de la boucle en pâte à modeler est attachée à la poitrine du *soi*, plutôt qu'à sa tête, pour signifier que cela représente une sensation ou une émotion plutôt qu'une pensée.

Au fur et à mesure que le client poursuit son chemin à travers la troisième construction et les concepts avancés, ses modelages vont finir par contenir un nombre croissant de modelages du petit *soi*. Ils représentent le soi inclus dans les pensées et les sensations. La taille plus petite aide à distinguer les parties du modelage qui sont « physiquement réelles » des parties qui traduisent les pensées ou les sensations. Aussi, de façon pratique, les modelages devenant plus complexes, la manipulation est plus facile si les pièces ajoutées au modelage sont aussi petites qu'il est raisonnablement possible de le faire.

De même que pour les autres modelages dans leur forme la plus simple, le modelage de la *pulsion* repose sur de simples boules de pâte à modeler utilisées pour représenter une idée plus vaste. Dans le modelage de la *pulsion*, une boule de pâte au pied d'un petit soi peut représenter la « douleur » (il a envie, mais il n'a pas la boule) ; et une boule de pâte dans les mains d'un second petit soi peut représenter le « plaisir » (il a la boule désirée dans les mains). Une flèche partant du scénario de la « douleur » vers celui du « plaisir » montre que la *pulsion* est le désir de chercher l'expérience agréable.

Le Concept Racine : l'Énergie (le Pouvoir d'Influer)

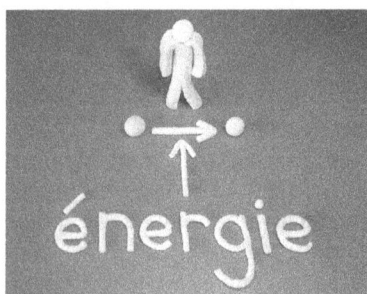

Le troisième concept racine est *l'énergie*, que Davis décrit comme le « pouvoir d'influer ». C'est une définition sophistiquée du mot, provenant peut-être du propre passé d'ingénieur de Ron Davis. La plupart des dictionnaires ou des textes scolaires définissent « l'énergie » du point de vue des résultats de son influence – par exemple, comme quelque chose qui produit de la chaleur (thermique) ou qui permet une activité physique (mécanique). Mais ces définitions sont tirées de l'effet de l'énergie, non de l'énergie elle-même, en outre ces définitions dépendent énormément du contexte. Un concept *racine* est simple, tiré de la nature – sa définition doit également être simple et s'appliquer à l'énergie sous toutes ses formes.

L'ingénieur David Watson explique l'énergie comme la « capacité de faire se produire quelque chose », ce qui est très proche de la définition de Davis.[56] Puisque l'énergie existe, qu'elle

---

56 David Watson est le créateur du site du site web éducatif, FT Exploring Science and Technology (Exploration de la science et de la technologie, NdT). La définition   ci-dessus   apparaît   à http://www.ftexploring.com/energy/definition.html (accédé le 20/09/2011). Une définition alternative, « L'énergie est cette 'certaine chose' à l'intérieur d'un matériau   ...   qui   fait   que   tout   arrive »   est   donnée   à http://www.ftexploring.com/energy/energy-1.html (accédé le 20/09/2011)

soit ou non invoquée ou réalisée, Davis la définit comme un « potentiel ».[57] Quelle qu'en soit sa forme, l'énergie a le potentiel de provoquer un changement – ce qui est signifié par les mots « d'influer ». À cause de ce potentiel, l'énergie établit une liaison entre les autres concepts racines « changement » et « perdurer ». En d'autres termes, afin qu'il puisse y avoir un « changement », il doit aussi y avoir de l'énergie.

Un individu ne peut pas voir, sentir ou observer l'énergie lui-même ; un individu peut seulement observer le changement qui résulte de la libération ou de la transformation de l'énergie. Une facilitante Davis peut expliquer le concept à un client à l'aide d'une simple démonstration d'énergie cinétique, en tenant une boule de pâte à modeler au-dessus de la table puis en la laissant tomber. Évidemment, la boule de pâte va atterrir sur la table avec un bruit sourd, et la boule ronde va devenir quelque peu aplatie en atterrissant. *L'énergie* est ce qui était dans la boule avant qu'elle atterrisse – pendant qu'elle était encore en l'air et bougeait. Lorsque la boule frappe la table, l'énergie est convertie en *force* – mais tant que la boule en mouvement n'arrive pas en contact avec un objet indéformable (la table), *l'énergie* reste invisible. Dans ce contexte, l'énergie n'est pas le mouvement de la boule (quelque chose qui peut être vu), mais la puissance à l'intérieur de la boule qui tombe pour créer un bruit sourd et changer sa forme lorsqu'elle arrive en contact avec la table. Cette puissance a été créée à l'intérieur de la boule elle-même comme une conséquence du mouvement – mais son effet n'était qu'un simple potentiel dans la boule jusqu'au moment de l'impact avec la table.

Après avoir modelé le concept en pâte, l'idée d'énergie peut être explorée dans l'environnement en mettant les objets en

---

57 L'utilisation du mot « potentiel » par Davis n'est pas la même que dans l'expression scientifique « énergie potentielle », employée pour différencier l'énergie contenue dans un objet statique de « l'énergie cinétique ». Davis utilise plutôt le mot « potentiel » dans son sens ordinaire qui reflète la possibilité que quelque chose pourrait ne pas se produire. Davis n'emploie pas le mot « capacité » dans la définition de l'énergie parce que le mot « capacité » a sa propre signification comme concept de quatrième niveau.

mouvement : donner un coup de pied dans une balle, faire rouler une bille, ouvrir un robinet. Cela ne correspond qu'à un seul type d'énergie – l'énergie cinétique, qui est l'énergie générée comme conséquence du mouvement – mais cela suffit pour l'objectif de la maîtrise du concept.[58] Cette partie du programme Davis pourrait être un bon début pour l'étude de la physique, mais ce n'est pas le but du Développement de l'Identité. Dans ce contexte, *l'énergie* nécessite d'être comprise uniquement pour l'importance qu'elle exerce dans le comportement humain.

Le Concept Fondamental : la Force (l'Énergie Appliquée)

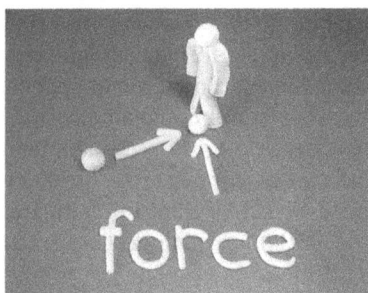

Le concept fondamental pour *l'énergie* est la *force*, que Davis définit simplement comme « l'énergie appliquée ». Un concept fondamental est un concept qui exprime la façon dont nous, en tant qu'êtres humains, ressentons le concept racine invisible. Dans le cas de l'énergie, le concept fondamental est si étroitement lié à la racine qu'il est difficile de séparer les deux mentalement. C'est pourquoi la démonstration de l'énergie cinétique avec la boule qui tombe nécessitait d'inclure aussi une démonstration de la force, comme effet de la boule percutant la table.

---

58 En physique, on catégorise l'énergie selon qu'elle existe dans un objet en mouvement (cinétique) ou bien qu'elle existe dans un objet au repos (potentielle). On peut aussi la désigner selon la manière dont elle s'exprime (chimique, mécanique, électrique, thermique, etc.). Ces différences ne sont pas significatives pour comprendre le concept racine. L'usage par Davis de l'énergie cinétique dans le modelage et dans les explorations de l'environnement est simplement dû au fait que c'est l'exemple d'énergie qui est le plus facile à montrer et à décrire.

En d'autres termes, il était nécessaire d'inclure l'idée de la force afin d'expliquer ce que fait l'énergie. La *force* est le résultat de l'énergie transformée. Dans le cas de notre modelage de l'énergie cinétique, la transformation se révèle à l'impact avec un autre objet. Le modelage en pâte de la *force* nécessite de montrer l'impact et le changement qui en résulte. Parce que le but est le développement de l'identité, cela doit être modelé avec le *soi* au point d'impact, avec le modelage d'une boule en pâte à modeler qui roule et qui vient frapper le soi. Sans le modelage de l'implication du *soi*, il y aurait le risque que le client autiste saisisse bien l'idée de la *force*, mais échoue à l'intégrer dans son identité. Dans ce cas, le *soi* est mis à l'endroit de l'effet afin d'établir le socle pour les prochains concepts à modeler, qui se rapportent à comment le *soi* répond à l'énergie créée intérieurement.

Le modelage de la *force* relie aussi la série de l'énergie à l'idée initiale de la *force vitale*. Alors que ce concept avait pu être compris dans un premier temps comme provenant de quelque chose d'inexpliqué ou de magique, avec les modelages de l'énergie et de la force, la *force vitale* devient un concept qui suit ses propres lois naturelles. C'est-à-dire que la *force vitale* est la manière dont l'énergie vitale s'exprime. Comme l'expression de *force vitale* a été définie comme liée à une *pulsion*, cela relie aussi le concept de *pulsion* à l'énergie et à l'émotion.

Les explorations de l'environnement pour la *force* peuvent être amusantes. La facilitante peut guider son client à employer et appliquer la force dans différents contextes, comme culbuter une tour de cubes, déclencher une réaction en chaîne de dominos qui tombent, ou lancer une balle contre un mur. L'essentiel de ces exercices est d'être capable d'identifier les points d'impacts où l'énergie est convertie en force.

⊏⊐

Les Concepts de Base : l'Émotion, l'Envie, le Besoin, l'Intention

La troisième construction s'achève avec le modelage de quatre concepts, qui ensemble donnent la signification de la phrase finale du texte associé au *soi* : « Tu représentes ... ma pulsion à être qui je suis et ce que je suis. » Les concepts de base sont les idées qui reflètent la connaissance dérivée de l'expérience du concept racine. Le troisième concept racine est *l'énergie*, mais le modelage a commencé avec le concept de *pulsion*, parce que la construction est centrée sur la façon dont *l'énergie* humaine associée à la *pulsion* est transformée en action et en comportement.

Les quatre concepts de base dérivant de *l'énergie* sont en étroite relation, et peuvent être construits sur le même modelage, agrandi d'autant de nouveaux éléments que nécessaire.

L'émotion : l'énergie créée en soi.

Le but de la Maîtrise des Concepts Davis est d'introduire et d'explorer une série de *concepts* ou d'idées abstraites, et non d'apprendre un ensemble de définitions du dictionnaire. Dans de nombreux cas, la définition Davis d'un concept s'approche étroitement de la définition du dictionnaire, mais pour quelques concepts il a fallu sélectionner un mot qui devait s'accorder à une idée qui ne se représente pas facilement à l'aide d'un mot unique. Davis a choisi de corréler des mots ordinaires avec les nouvelles idées plutôt que d'essayer d'inventer de nouveaux mots pour cela. *L'émotion* est un de ces mots concepts.

Dans l'objectif du programme d'autisme, Davis définit l'émotion comme une *énergie créée en soi*. Cela ne signifie pas que Davis ignore ou rejette le sens ordinaire de ce mot signifiant un sentiment tel que la joie ou le chagrin.[59] C'est plutôt que Davis

---

59 Larousse.fr fournit la définition suivante de l'émotion : «Trouble subit, agitation passagère causés par un sentiment vif de peur, de surprise, de joie, etc. ; un état

incorpore cette signification, et qu'en même temps il va au-delà de cette définition, pour expliquer les fonctions psychologique et physiologique auxquelles servent les émotions. Davis répond à la question posée par Kurt, 15 ans, à chaque nouvelle activité : *Ça sert à quoi* ?

Une caractéristique omniprésente de l'autisme est la différence dans la façon de traiter et de comprendre les émotions. Les autistes ressentent une gamme complète d'émotions, mais les déclencheurs et les niveaux d'intensité de sensations spécifiques diffèrent des réponses ordinaires des individus neurotypiques. Cette différence sous-tend la sensation d'isolement et la difficulté des relations sociales qui font partie de l'expérience autistique.

Malheureusement, ce sont les émotions négatives dont l'autiste peut avoir le plus conscience, telles que celles d'un sens exacerbé de rage ou de peur, ce qui déclenche une crise. L'auteur Eric Chen a listé les émotions suivantes comme faisant partie de son expérience en grandissant : la *confusion*, le *choc*, le *désespoir*, la *frustration*, le *ressentiment*, la *solitude*, la *dépression*.[60] Les sensations positives d'un autiste telles que le contentement ou la satisfaction peuvent être associées à des activités, des habitudes ou des possessions qui sont regardées avec désapprobation par la société en général, comme agiter les mains, ou autres particularités autistiques. Max, un client de Lorna, emportait une fourchette en plastique et une brochette en bois partout où il allait – agiter ces objets avec ses mains lui procurait une sensation de réconfort. Mais cette habitude personnelle de réconfort produisait probablement l'effet contraire sur un observateur neurotypique, qui pouvait même se sentir déconcerté à la vue d'un jeune enfant manipulant des objets pointus.

---

affectif de conscience dans lequel la joie, le chagrin, la peur, la haine ou l'amour sont ressentis. http://www.larousse.fr/dictionnaires/francais/%C3%A9motion/28829 (accédé le 03 avril 2014)

60 E. Y. Chen 2007, 125-127

Étant donné le décalage entre les sensations internes et la tâche d'adaptation au monde en général, il serait naturel pour l'autiste d'essayer de réprimer ou d'ignorer ses émotions, même s'il n'était pas aussi tourmenté par son orientation instable et son individuation incomplète qui sont la source de l'autisme. Évidemment, il est plus probable que l'autiste n'a qu'une petite connaissance consciente de ses émotions et de leur impact sur lui. Il ressent, mais il n'a pas perçu qu'une sensation est séparée et distincte de n'importe quelle activité associée à cette sensation, ou n'a pas attribué de relation de cause à effet entre la sensation et l'événement. Étant donné ce fonctionnement et dans le contexte d'un programme Davis, explorer l'idée d'émotion en utilisant les définitions traditionnelles ne servirait aucun objectif utile. Il se peut que l'autiste ait encore à explorer et découvrir un monde dans lequel les sensations telles que la joie ou la peine lui soient utiles.

Mais les émotions servent un but vraiment réel, vraiment nécessaire et étroitement lié à la survie. La sensation interne que les humains associent avec des émotions spécifiques vient de substances chimiques naturellement produites par l'organisme, précisément comme un moyen de régulation du comportement. Un exemple évident est l'action de l'amygdale, le centre de réponse rapide du cerveau. Lorsqu'on est exposé à un stimulus produisant de la peur – par exemple un serpent venimeux – l'amygdale entre en action avant même que l'individu ne prenne réellement conscience de l'objet redoutable, déclenchant l'envoi d'adrénaline et d'autres hormones excitatrices dans la circulation sanguine. Ces hormones à leur tour préparent le corps pour l'action – le rythme cardiaque s'accélère, l'ouïe et la vue deviennent plus aiguisées, l'individu se met à transpirer.

À l'autre extrême, l'hormone ocytocine prépare le corps pour l'amour et la tendresse. Facilement déclenchée par la vue d'un nouveau-né, le cerveau saturé en ocytocine est plus confiant et plus affectueux, aussi bien que moins vigilant.[61] Survivre requiert que les

---

61 L'autisme peut être associé à des différences intra-utérines dans la façon dont le cerveau répond à l'ocytocine. De multiples études suggèrent une association

individus se protègent du danger, mais cela requiert aussi que les parents s'occupent d'élever leurs enfants plutôt que de les attaquer ou de les fuir, aussi une réponse modulée chimiquement différente est nécessaire.

Sur le plan biologique, les émotions représentent la sensation que les humains associent à différents équilibres de substances chimiques dans le cerveau et la circulation sanguine. La sérotonine est parfois appelée « l'hormone du bonheur », l'hormone anandamide tire son nom d'un mot Sanscrit signifiant « béatitude », la testostérone est souvent associée à la colère et à l'agressivité, la dopamine est associée au sens du plaisir, de l'excitation et de la récompense. Les produits pharmaceutiques modifiant l'humeur et les médicaments communément prescrits pour traiter l'anxiété ou la dépression agissent en actionnant des récepteurs du cerveau déjà spécialisés pour les substances chimiques naturelles. Les produits pharmaceutiques agissent soit comme des substances chimiques de substitution et se lient à ces mêmes récepteurs, soit affectent le taux auquel les substances chimiques naturelles sont produites ou réabsorbées dans le cerveau. Le docteur Candace Pert, la pharmacologue qui a découvert les récepteurs opiacés du cerveau, expliquait, « Les émotions sont des neuropeptides qui s'attachent à des récepteurs et activent une charge électrique sur les neurones. »[62]

---

entre l'autisme et des variations dans le gène récepteur de l'ocytocine (OXTR) (Lerer, et al. 2008) (Jacob, et al. 2007). Les adultes autistes qui reçoivent de l'ocytocine dans un cadre expérimental montrent une amélioration dans leurs capacités à reconnaître la portée émotionnelle de l'intonation d'un discours (Hollande, et al. 2007)

62 Un « peptide » est un composé chimique constitué d'une chaîne de deux ou plusieurs acides aminés. Dictionary.com The American Heritage®Science Dictionary. Houghton Mifflin Company : http://dictionary.reference.com/browse/peptide (accédé le 21 septembre 2011).
Un « neuropeptide » est une molécule qui influence le fonctionnement ou l'activité neuronale. Merriam-Webster's Medical Dictionary. Merriam-Webster, Inc : http://dictionary.reference.com/browse/neuropeptide (accédé le 21 septembre 2011) Candace Pert est l'auteur du livre, *Molecules of Emotion* (les Molécules de l'émotion, NdT). (Pert 1999)

La définition fonctionnelle et psychologique de l'émotion par Davis reflète le processus biologique ; c'est une forme d'énergie avec le potentiel d'activer un changement d'état des neurones. Au plan biologique, l'énergie précède la sensation ; c'est-à-dire que l'énergie est contenue à l'intérieur de la substance chimique produite par le corps en réponse à des stimuli. C'est aussi comme cela que Davis voit le processus, en définissant « l'émotion » comme l'énergie elle-même par opposition à l'émotion définie en termes de sentiments produits.

Le principe de base est que les émotions gouvernent la réponse et l'action humaines. Au niveau d'une pulsion, les interactions des substances chimiques du cerveau sont nécessaires à la survie des espèces. Elles stimulent les nouveau-nés pour téter et chercher la nourriture, elles incitent les enfants et les adultes à entreprendre des actions pour se protéger des dommages physiques, elles fournissent la chimie du sang et du cerveau qui favorise la reproduction et l'éducation des enfants.

Mais les émotions sont plus que des pulsions ; elles sont le produit d'une pulsion et d'une expérience de vie. Avec le temps, un individu apprend à associer les sensations induites chimiquement à une grande diversité d'événements de la vie. La connexion entre le corps et le cerveau signifie que les humains sont capables de déclencher par leur processus de pensée et leurs souvenirs la production de diverses substances chimiques dans leur cerveau. Quand un individu pense à un moment où il a appris de bonnes nouvelles et se sentait heureux, ce souvenir heureux va déclencher dans le corps la production de substances chimiques qui vont faire revenir la sensation de ces émotions heureuses. Si l'individu rumine sans cesse des événements qui le rendent triste ou en colère, il va ressentir de façon semblable une résurgence des émotions négatives associées à cet événement. Les êtres humains associent régulièrement certaines activités et événements avec certaines émotions – ce qui va en retour conditionner leurs comportements. Considérons un adulte qui doit se sortir de son lit pour aller s'entraîner à la salle de gym ; après la séance, il se sent relaxé et heureux. Le lendemain il répète la même routine. Bientôt, après quelques jours de bienfaits en gymnastique, il se lève en étant heureux, impatient de sortir – il n'a pas besoin d'attendre la fin de son entraînement pour se sentir bien. Au contraire les pensées et les sensations heureuses viennent à la simple idée d'aller à la gymnastique, en retour, elles deviennent le facteur de motivation faisant que cette personne continue jour après jour.[63]

Davis définit *l'émotion* comme « l'énergie créée en soi » précisément à cause de cette puissance interne dont chaque individu dispose pour réguler et diriger ses propres émotions, que l'individu soit ou non pleinement conscient de cette connexion. Au niveau de la *pulsion*, la sensation est simplement déclenchée par la *perception* (conscience externe). La sensation est intense et dans le présent.

Une *pulsion* en elle-même est simple et primitive, c'est le type de sensation que les humains partagent avec les animaux, étroitement relié à la survie. Mais la sophistication de la pensée et de la conscience humaine est liée à une configuration bien plus complexe d'émotions.[64]

Un souvenir est la reconstruction d'une perception par le cerveau. Par essence, c'est une image mentale qui a été retenue

---

63 Ce type d'accoutumance est à la base de l'entraînement comportementaliste fondé sur le renforcement positif ou négatif. Lorsque l'on donne une récompense à un individu (ou à un animal), l'expérience du plaisir coïncide avec une explosion de production de dopamine dans le cerveau. Avec la répétition, l'individu en vient à associer le comportement induit par la récompense avec le plaisir, et le cerveau commence sa production de dopamine en anticipant le comportement, exactement comme le chien de Pavlov salivait en entendant la sonnette qui avait été associée à ses repas. L'entraînement comportementaliste repose sur cette bouffée hormonale produisant l'émotion pour s'adapter au comportement futur. Malheureusement, c'est aussi le même mécanisme qui alimente de nombreuses addictions, tels les jeux de hasard compulsifs.

64 Au plan biologique, les scientifiques ont maintenant identifié environ 60 neurotransmetteurs chimiques différents. Comme ils sont produits en associations et avec divers niveaux d'intensités, alors il y a une quantité infinie de possibilités pour la résonance émotionnelle.

d'une expérience passée – ou cela pourrait être le souvenir d'un son, d'une sensation tactile, d'une saveur, d'une odeur. La Maîtrise des Concepts Davis se concentre sur les images mentales, puisqu'elles sont à l'origine des scénarios facilement modelables en pâte, et aussi parce qu'il est probable que la plupart de nos souvenirs ayant une résonance émotionnelle sont liés à une sorte d'image mentale. C'est-à-dire que lorsqu'un individu entend les accords d'un morceau de musique qu'il aime beaucoup, il est probable que les sons font surgir une image mentale associée à cette musique. Quand un individu se souvient du goût du chocolat, son mental peut aussi faire apparaître une image d'un petit gâteau fondant au chocolat.

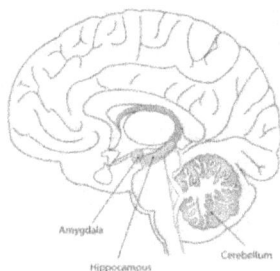

Chaque souvenir possède aussi une sensation qui lui est attachée, la sensation qui fut éprouvée au moment où la mémoire s'est constituée. Cela est inhérent à la structure du cerveau et à la façon dont les souvenirs sont stockés. Les émotions sont régies par le système limbique du cerveau, qui inclut les structures cérébrales principalement impliquées dans la régulation et la production des diverses hormones. La mémoire est fortement influencée par l'hippocampe et l'amygdale. Les souvenirs à long terme des événements et des expériences sont conservés grâce à l'action de l'hippocampe. Une lésion ou une destruction de l'hippocampe va compromettre la capacité de former de nouveaux souvenirs à long terme. L'intensité du souvenir est influencée par les hormones du stress produites par l'amygdale ; plus l'état d'excitation émotionnelle est grand au moment où la mémorisation a lieu, plus le souvenir est intense et persistant.

Ainsi le centre émotionnel de transmission des signaux hormonaux du cerveau est crucial pour former les souvenirs. Sans émotion, nous n'aurions probablement que peu ou pas de souvenirs à long terme des événements passés.[65]

D'un point de vue psychologique, nous pouvons considérer que les souvenirs des événements passés sont un moyen de revivre les sensations qui accompagnaient cet événement passé. L'individu en train de se souvenir existe uniquement dans l'instant présent, mais lorsqu'il évoque une image mentale du passé, il transfert la *sensation* passée dans la conscience présente. Parce que cela représente un *changement* dans son état présent – il *ressent* quelque chose de différent en lui – il doit y avoir un type *d'énergie* qui accompagne ce changement. Davis emploie le mot « émotion » pour décrire l'énergie qui possède la puissance de modifier les sensations. Comme c'est quelque chose qui est créé par le *soi*, pour faire revivre un souvenir précédemment stocké, la définition donnée pour *l'émotion* est *l'énergie créée en soi*.

Le modelage en pâte de l'émotion est plus complexe que les modelages antérieurs. Pour représenter toutes les idées de la définition, le modelage requiert une représentation des concepts suivants : soi ; un objet tangible associé au plaisir, sous la forme d'un objet que le soi aimerait posséder ; une bulle de pensée représentant une image mentale du soi qui voit cet objet mais ne peut pas le posséder ; une bulle de pensée distincte de la précédente contenant le soi imaginaire en possession de cet objet désiré ; et une flèche reliant les deux pensées représentant le déplacement de l'attention mentale vers l'image représentant l'obtention de cet objet désiré. Il doit aussi y avoir une représentation de la sensation qui accompagne les deux pensées : deux modelages de soi avec et sans l'objet désiré, disposés dans une bulle de sensation. Le modelage doit aussi inclure une représentation de l'énergie qui se

---

65 L'hippocampe est essentiel pour la formation et la conservation de la mémoire épisodique, mais non de la mémoire procédurale. Ainsi un individu qui a perdu la fonction de l'hippocampe ne serait pas capable de se souvenir des expériences ou des événements, mais pourrait encore se souvenir des compétences apprises, telles que conduire une voiture ou jouer du piano. La mémoire procédurale est liée au corps cérébelleux et aux zones motrices du cerveau.

produit en tandem avec le changement d'état, alors on utilise une flèche dans la bulle de sensation qui pointe vers le modelage du soi qui a obtenu l'objet désiré.

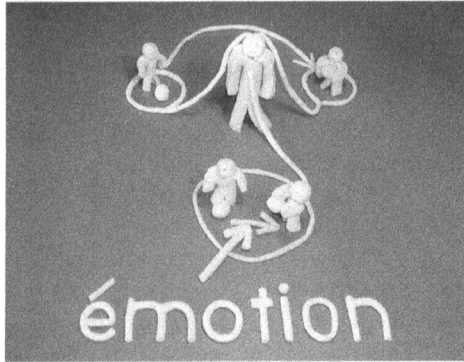

émotion

Cette vision de *l'émotion* est un concept profond, et il est probable que la facilitante Davis prendra énormément de temps pour explorer cette idée avec son client. Au cours des explorations dans l'environnement, la facilitante va créer des opportunités pour rencontrer d'autres personnes, encourager son client à regarder leurs visages, à s'intéresser au ton de leurs voix, puis ensuite lui suggérera de prendre le risque de deviner ce que l'autre personne aurait pu ressentir. Il est possible que le client offre un petit cadeau comme une fleur, à un membre de sa fratrie. Comment celui-ci a-t-il répondu ? A-t-il souri ? Est-ce que le son de sa voix a changé ? Avait-il l'air heureux ? Surpris ?

Bien sûr, ces exercices font plus que simplement attirer l'attention du client sur la création et l'existence d'une émotion. En liant l'émotion aux actions et aux événements, en encourageant le client à prêter attention aux visages et aux expressions des visages, aux changements d'intonations vocales, la facilitante nourrit les compétences sociales fondamentales qui présentent généralement des difficultés pour les individus autistes. Dans le contexte de la compréhension de *l'émotion*, le client apprend aussi à mieux concentrer sa propre attention sur les aspects de ses interactions avec les autres qui engendrent des émotions.

L'interaction sociale humaine est gouvernée prioritairement par l'émotion, non par la raison. Parce que les individus autistes ne ressentent pas et ne répondent pas aux impulsions émotionnelles de la même façon que les autres autour d'eux, leurs compétences sociales sont entravées. Quand l'autiste devient plus hautement fonctionnel, il peut essayer d'utiliser la raison pour expliquer et anticiper le comportement des autres personnes, et naturellement il échoue – il ne peut pas reconnaître que les gens ont un comportement irrationnel lorsqu'ils plaisantent ou taquinent, ou bien lorsqu'ils sont en colère ou blessés.

Quand les émotions sont comprises comme l'*énergie créée en soi*, elles sont imprégnées d'une nouvelle puissance. À un certain niveau, le client devient plus sûr de lui, parce qu'il acquiert la capacité de reconnaître, d'exploiter et de rediriger ses propres émotions pour donner plus de significations à sa vie et plus de satisfactions. Comme le client devient plus à l'aise et plus familier avec les émotions qui l'habitent, il acquiert aussi la compréhension des émotions des autres. Il va développer la capacité d'abord de demander, puis un peu plus tard d'avoir l'intuition, de ce qu'un autre individu peut bien ressentir en réponse à ses comportements et à ses actions, puis en faire autant pour des attitudes qui favorisent les relations sociales.

La facilitante Davis Cinda Osterman rend compte d'un travail avec un garçon de 12 ans qui avait toujours été très peu disposé à parler à des étrangers :

> *« Joël prenait plaisir à chaque concept qu'il modelait, mais particulièrement avec celui de l'émotion. Quand il est rentré après nos observations, il était très enthousiasmé. Il prenait vraiment plaisir à voir comment les gens changeaient lorsqu'il leur adressait un compliment. Le même soir, il sortit dîner avec ses parents*

*dans un bon restaurant. Sa mère fut abasourdie par ce
qui se passa : Joël a si bien aimé le repas qu'il a demandé
à la serveuse s'il pouvait remercier personnellement le
chef. Celle-ci fut très impressionnée et alla
immédiatement chercher le chef. Regardant directement
celui-ci, Joël dit au chef combien il avait aimé l'entrée et
surtout le dessert spécial. Manifestement, le chef
apprécia. Plus tard, Joël dit à sa mère qu'il se sentait prêt
à affronter le monde et ne pouvait pas attendre pour
commencer à trouver de nouveaux défis. »*

L'envie : la pulsion d'exister comme

Le concept de base suivant est *l'envie*, définie simplement
comme « la pulsion d'exister comme ». Cette définition est formulée
ainsi afin de construire un socle pour y rattacher les autres concepts
Davis, aussi bien que pour la relier au processus du Développement
de l'Identité.

Le mot *pulsion* dans la définition renforce la compréhension
que la source de *l'envie* est la conduite instinctive pour chercher le
plaisir et éviter la douleur. L'expression « d'exister » relie le concept
d'envie avec la seconde construction, au niveau de « perdurer » et
« vivre » – *exister* est synonyme de vivre. L'ajout de l'expression
« comme » dans cette définition suggère un changement : une *envie*
représente une pulsion interne à créer un changement bénéfique
pour la vie de l'individu. C'est ce qui constitue la *force vitale* « la
pulsion à être qui je suis et ce que je suis ».

À nouveau la définition Davis est orientée pour que le client
autiste puisse établir un lien entre l'idée explorée et sa conception
du soi, et favoriser le processus de croissance interne et de
développement. Elle est aussi conçue comme une brique pour bâtir
les concepts suivants.

Le processus pour modeler le concept est assez facile. Les
éléments du modelage de *l'envie* sont exactement les mêmes que

ceux du modelage de *l'émotion* – le soi, un objet désiré, deux images mentales séparées dans des bulles de pensée représentant l'état d'avoir et celui de ne pas avoir l'objet désiré ; et une bulle de sensation qui contient les deux images, avec une flèche représentant la transition vers le petit soi qui tient l'objet désiré.

La seule chose qui change dans le modelage de *l'envie* est que la flèche dominante pointe vers le petit soi dans la bulle de sensation qui tient l'objet désiré, parce que *l'envie* est une émotion déclenchée par une image mentale de *soi* faisant ou possédant ce qui est à l'origine du désir. Aussi, alors que *l'émotion* est l'énergie provoquée par l'image d'un changement d'état (de ne pas avoir à avoir), *l'envie* est simplement la partie du modelage vers laquelle cette énergie est dirigée.

Les explorations avec la facilitante peuvent simplement consister à relever les choses et les événements dont le client pourrait avoir envie, ou ne pas avoir envie. Évidemment ceci fournit un entraînement à la pensée et à l'expression d'une opinion induite par une émotion, construisant ainsi la compétence pour un garçon comme Brandon de devenir capable de réfléchir au modèle de voiture qu'il aime le plus.

Le besoin – ce qui satisfait l'envie

Jusqu'au modelage du *besoin*, les concepts de la troisième construction sont focalisés sur les sensations internes et les pensées. Le concept de *besoin* lie le monde interne de la pensée et des sensations au monde extérieur. Le *besoin* est un objet du monde réel ou une action qui satisfait la sensation interne qui accompagne *l'envie*.

Si un individu a *envie* de manger une crème glacée, cette *envie* est satisfaite en allant dans une boutique acheter un cône de crème glacée. Si un individu a *envie* de jouer au basket, son *envie* est satisfaite sur un terrain de basket un ballon dans la main. Si un individu a *envie* d'écouter de la musique, son *envie* est satisfaite lorsque la radio est allumée et réglée sur sa station favorite.

Le modelage en pâte de l'émotion et de l'envie nécessite seulement un élément supplémentaire : une représentation dans le monde réel de l'objet du désir, quelque chose que le *soi* peut observer et qui est en dehors de ses pensées et de ses sensations. On peut montrer cela en plaçant un modelage de l'objet désiré (une boule de pâte à modeler) désigné par une flèche dominante, devant le soi.

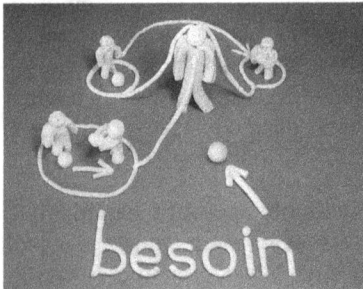

Parce que le *besoin* est extérieur au *soi*, une sorte d'action physique est requise pour pouvoir atteindre ou parvenir au *besoin*. En d'autres termes, le *besoin* a deux composantes : l'objet lui-même, et l'action ou l'événement qui va entraîner la réalisation du besoin. Habituellement, c'est quelque chose que l'individu doit initier de lui-même, à moins qu'il ait suffisamment de chance pour qu'un membre de sa famille ou un ami anticipe son envie et comble son besoin sans qu'il ne le demande. Les parents sont des experts pour être des acteurs indépendants qui comblent spontanément les *besoins* des jeunes enfants, mais pour participer significativement à la vie, le client doit développer la capacité d'agir de sa propre initiative.

L'action n'est pas montrée dans ce modelage, mais elle sera intégrée dans les explorations avec la facilitante. Cela prépare le client pour le modelage des concepts qui viennent après le *besoin* (*l'intention* et les concepts de quatrième niveau qui sont la *motivation*, la *compétence* et le *contrôle*). Lors des explorations avec la facilitante, le client va s'exercer à l'identification des envies et des besoins, à la fois pour lui-même et pour les autres. Une partie du processus consistera à discuter et à préciser ce que l'individu doit *faire* afin d'obtenir la chose désirée. Par exemple, si le client a envie de manger une banane, il doit aller dans la cuisine en chercher une ; si sa sœur a envie de jouer dehors, elle doit ouvrir la porte de derrière. De cette façon, la facilitante prépare le terrain pour l'étape suivante.

L'intention – la pulsion de satisfaire le besoin

Le modelage du dernier concept de base de la troisième construction est *l'intention*. Avec ce concept, nous nous intéressons à nouveau à une sensation interne du *soi*, qui sera représentée en pâte à modeler par l'ajout d'une bulle de sensation au modelage existant du *besoin*. La définition de *l'intention* est « la pulsion de satisfaire le besoin ». La différence entre *l'envie* et *l'intention* est qu'il doit y avoir une action qui va causer le changement d'état que le *besoin* représente. Le modelage à l'intérieur de la nouvelle bulle de sensation va représenter un petit *soi* faisant l'action nécessaire – comme se pencher pour ramasser la boule.

Parce qu'il existe une action requise pour satisfaire le besoin, il y a aussi la nécessité d'une énergie. La quantité d'énergie requise correspond à l'action envisagée – plus la tâche est difficile ou compliquée, plus l'énergie nécessaire est importante. Si la tâche doit être accomplie par le *soi*, alors la source d'énergie sera *l'émotion*. La différence entre *l'envie* et *l'intention* est une combinaison de l'identification du *besoin* et de l'intensité de *l'émotion*. Plus l'émotion est intense, plus l'énergie produite est grande. L'intention est une image mentale ou une sensation qui déclenche une émotion d'intensité suffisante pour faire le travail.

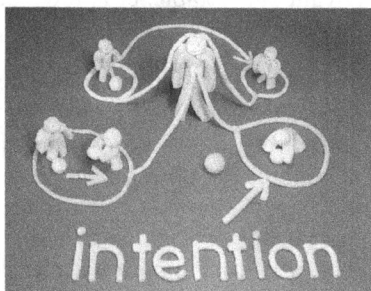

En d'autres termes, si un individu a envie d'un verre de lait mais se sent trop fatigué pour s'extirper de son fauteuil, il ne va pas se lever pour aller dans la cuisine, ouvrir le réfrigérateur, verser le lait dans un verre, à moins que l'intensité émotionnelle de *l'envie* de lait soit suffisante pour gagner la compétition sur l'émotion de vouloir continuer à profiter du confort du fauteuil. Naturellement, en physique et dans la vie, une énergie complémentaire est requise pour vaincre l'inertie. Pour avoir du lait, il faut plus d'énergie à l'individu assis dans le fauteuil du salon qu'à celui qui est déjà debout devant le réfrigérateur pour accomplir la même tâche.

On peut illustrer ceci en reprenant le modelage de l'énergie cinétique de la boule de pâte qui tombe. Afin de créer de l'énergie, la boule doit d'abord être soulevée de la table. Si on la soulève seulement d'une dizaine de centimètres et qu'on la laisse tomber, il n'y aura pas beaucoup d'énergie dans la boule – elle va atterrir doucement sur la table et probablement conserver sa forme. Mais si la boule est élevée plus haut, et laissée tomber d'une hauteur de soixante centimètres, alors cela fera un bruit beaucoup plus fort en arrivant sur la table, et la force de l'impact fera qu'une partie de la boule sera bien aplatie.

Au cours des explorations de l'environnement, la facilitante va encourager son client à observer les actions et les comportements d'autres personnes et à faire des conjectures sur leurs intentions. Par exemple, si nous voyons la voisine se diriger vers sa boîte aux lettres, elle a probablement l'intention de relever son courrier ; si nous voyons un homme attacher une laisse au collier de son chien, peut-être a-t-il l'intention d'aller promener le chien.

Comme pour les autres activités, ces explorations non seulement renforcent la compréhension du concept modelé, mais fournissent aussi l'opportunité de mettre cette connaissance en pratique en s'exerçant à une nouvelle compétence de la vie – dans ce cas la capacité d'utiliser l'observation pour anticiper les intentions non dites des autres personnes.

Chapitre 10

Achever le Processus :
Concepts Communs et Concepts Avancés

Après l'achèvement des trois constructions, le client est prêt à modeler une série de concepts plus sophistiqués qui réunit et combine les trois constructions racines basées sur le *changement*, *perdurer* et *l'énergie*. Le processus du Développement de l'Identité sera achevé lorsque les constructions séparées seront assemblées et mises en action. Les trois premières constructions étaient centrées sur les différents aspects du *corps*, du *mental* et de la *force vitale* ; les étapes finales sont destinées à intégrer ensemble ces idées dans un *soi* unitaire.

La séquence finale de modelages et d'exploration donne au client les outils nécessaires pour la réalisation de lui-même. Davis définit la *force vitale* comme « la pulsion à être qui 'je' suis et ce que 'je' suis ». Les quatre concepts finaux à modeler et l'exercice qui les suit donnent au client la capacité de transformer cette pulsion en action.

Les Concepts Communs – la Motivation, la Compétence et le Contrôle

Au cours des trois premières constructions, le client a modelé une série de concepts répartis selon trois niveaux : racine, fondamental et de base. Pour l'étape suivante du programme, il y a trois Concepts Communs, ou Concepts de Niveau Quatre, à modeler. Davis définit un Concept Commun comme un concept qui provient d'au moins deux des trois concepts racines.

La motivation – la pulsion de contrôler

Les définitions des trois concepts communs se chevauchent, c'est-à-dire que chaque concept incorpore dans sa définition un des deux autres concepts. Alors nous ne pouvons atteindre une compréhension totale qu'après avoir modelé ces trois concepts communs. Cependant, ils sont tous trois construits à partir du modelage en pâte de *l'intention* qui était sur la table à la fin de la troisième construction.

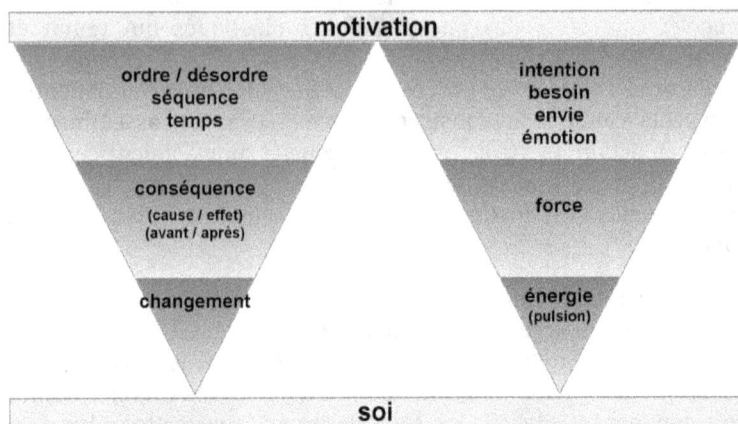

Une facilitante Davis va procéder selon l'ordre dicté par les éléments qui doivent être ajoutés au modelage en pâte. Elle va commencer par le concept de *motivation*, parce que tous les éléments du modelage de la motivation sont déjà inclus dans celui de *l'intention*. La seule différence est que la motivation est décrite par le modelage tout entier plutôt que par ses éléments particuliers. Tout ce qu'il faut faire, c'est de construire sur la connaissance et la compréhension existantes.

La *motivation* est définie comme « la pulsion de contrôler ». Le *contrôle*, en revanche, est défini comme « la compétence de provoquer un changement », mais le client ne va pas modeler ce concept tant qu'il n'a pas modelé la compétence.

Toutefois le client comprend le concept de provoquer un changement depuis la première construction ; ainsi les éléments nécessaires pour le modelage de la motivation sont déjà en place.

La *motivation* relie les deux constructions du changement et de l'énergie ; elle résulte de la combinaison du désir de provoquer un changement et de l'énergie pour le réaliser. Aussi la *motivation* existe-t-elle par l'association de l'énergie créée en soi et de la conscience des actions nécessaires pour atteindre un objectif.

Pour les explorations dans l'environnement, la facilitante va encourager le client à observer les actions des gens qu'ils rencontrent, à faire des conjectures sur l'intention qui est à la source de la motivation de l'action qu'ils observent. Par exemple, on observe une femme qui achète un sandwich dans un café. La motivation pour acheter le sandwich est produite par l'intention de la femme de le manger. (Pour le dire autrement : si la femme a l'intention de manger un sandwich, alors l'action requise pour réaliser cette intention est qu'elle doit d'abord acheter l'article désiré.)

La Compétence : la Connaissance, la Capacité et l'Occasion de Contrôler

Le concept commun suivant à explorer est la *compétence*, qui relie les racines *changement* et *perdurer*. La racine *changement* a fourni une compréhension de la cause, de l'effet, de la conséquence, du temps, de la séquence, de l'ordre opposé au désordre. La racine *perdurer* explorait les idées de la pensée, de la perception, et aboutissait à *l'expérience*.

La *compétence* est définie par Davis comme « la connaissance, la capacité et l'occasion de contrôler ». Le « contrôle » est la « compétence de provoquer un changement ». Aussi l'idée de « contrôler » vient-elle directement de la racine *changement* – il suffit de mettre le *soi* à la cause du changement.

« La connaissance, la capacité et l'occasion » sont toutes des idées tirées de la racine *perdurer*. Le concept de *connaissance* (« l'expérience d'être à l'effet ») a déjà été modelé mais nécessite d'être inclus dans le modelage de la *compétence*.

Davis définit la *capacité* comme « avoir fait l'expérience de provoquer un changement souhaité ». En d'autres termes, la *capacité* est quelque chose que l'on acquiert comme résultat de la pratique d'être à la cause, un concept de base de la racine *changement*. Dans le modelage de la *compétence*, la *connaissance* nécessaire est celle qui a été obtenue par la *capacité*. Cette connaissance est obtenue par l'expérience d'être à l'endroit de *l'effet* du changement mis en œuvre par soi-même.

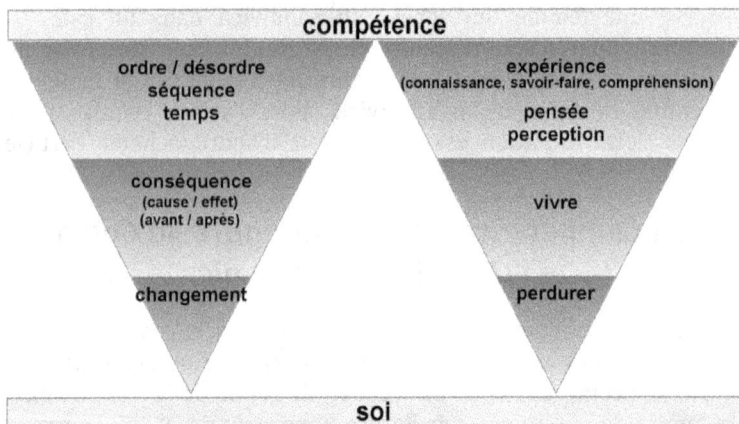

Par exemple, si nous allons au-delà de la tâche de simplement ramasser une balle au repos et qu'au lieu de cela nous considérions la *connaissance* requise pour attraper une balle qui a été lancée ou frappée par une batte, nous pouvons voir que le joueur de baseball expérimenté a besoin de quelque chose de plus que la simple capacité à attraper une balle. Il doit connaître parmi les multiples façons d'attraper une balle celle qui est nécessaire pour attraper cette balle particulière. Doit-il sauter haut en l'air pour intercepter cette balle ? Peut-il rester sur place et s'élancer quand la balle arrive sur lui ? Ou bien a-t-il besoin de revenir en courant à travers le terrain, jugeant de la trajectoire de la balle qui vole haut, de façon à ce qu'il soit correctement positionné au bon endroit, au bon moment pour saisir et garder précieusement la balle lorsqu'elle retombera ? Il a acquis cette *capacité* d'attraper les balles par des heures d'entraînement avec de nombreuses balles différentes, il a acquis cette connaissance en expérimentant les conséquences de ses choix faits durant son entraînement. Par exemple, il connaît grâce à ses erreurs passées que s'il emploie la mauvaise technique pour attraper la balle, il est possible qu'il n'attrape la balle que pour la voir rebondir de son gant vers le sol.

Pour inclure les idées de la *connaissance* et de la *capacité* dans le modelage de la *compétence*, il faut ajouter deux nouveaux éléments au modelage de la *motivation* : une représentation du *soi* qui acquiert une capacité grâce à la pratique, et une représentation du *soi* en possession de la connaissance obtenue par la pratique de la *capacité*. Nous réalisons cela en mettant une bulle de pensée à l'intérieur d'une bulle de pensée. Nous donnons une bulle de pensée au grand *soi* principal au centre du modelage ; à côté des deux premières bulles avec les images mentales des deux états correspondant à avoir et à ne pas avoir la boule, nous ajouterons une bulle de pensée qui représente la *connaissance* nécessaire pour avoir la boule. À l'intérieur de cette troisième bulle de pensée il y a un *soi* plus petit qui est imprégné de cette connaissance.

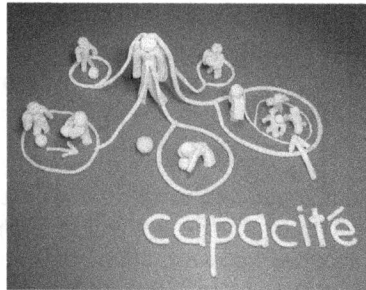

Parce que le petit *soi* a acquis sa connaissance par l'obtention d'une *capacité* à faire quelque chose, ce modelage possède aussi sa propre bulle de pensée plus petite, et dans cette petite bulle, la capacité est représentée : au moins trois tout petits '*sois*' sont engagés dans l'activité de construire cette capacité en se penchant pour ramasser la boule. Les éléments en pâte à modeler sont les mêmes pour les deux modelages, la seule différence est la place de la flèche dominante désignant la *connaissance* ou la *capacité*.

Le troisième élément de la *compétence* est « l'occasion de contrôler ». Un individu ne peut pas se servir de la connaissance et de la capacité sans l'occasion de les exercer. En d'autres termes, notre hypothétique joueur de baseball ne peut pas attraper une balle sans que l'une d'elle vienne d'abord à sa rencontre.

Davis définit *l'occasion* comme « l'autorité, le temps, le lieu et les conditions permettant d'agir ». Il n'est pas nécessaire de construire en pâte les modelages de chacun des mots contenus dans cette définition, mais la facilitante passera plusieurs heures avec le client pour explorer ces idées à travers le dialogue, à observer et à discuter des exemples trouvés dans l'environnement.

Les enseignants qui lisent ce livre ont l'habitude du problème du manque d'autorité comme obstacle à l'action ; ils ont souvent une idée très nette de la manière d'appliquer leur connaissance et leurs capacités à une situation, mais sont empêchés de le faire car leurs idées vont à l'encontre du programme officiel nouvellement adopté, ou bien ne tiennent pas dans le temps imparti à la notion.

Pour notre joueur de base-ball imaginaire, l'autorité peut venir des règles du jeu. S'il est sur la deuxième base, il ne doit pas tenter d'attraper une balle qui se dirige vers le joueur en position « arrêt court » même s'il soupçonne que son coéquipier va rater la balle.

Dans la forme la plus simple du modelage, l'autorité est générée à l'intérieur du *soi*. Dans ce cas le soi a *l'autorité* car il n'a besoin de l'autorisation de personne pour toucher la balle. Cependant, si nous examinons une situation différente ; par exemple, une nouvelle balle qui appartient à un membre de la fratrie plus âgé qui a explicitement dit : « Ne touche pas à mes affaires ! », alors l'autorité ne serait pas là.

Le temps, le lieu et les conditions sont tous des concepts qui ont été explorés auparavant, lors des modelages de la séquence et de l'ordre. Ainsi ces idées ne sont pas nouvelles, elles ont simplement besoin d'être explorées à nouveau dans le contexte de *l'occasion*. Dans le cas du modelage le plus simple du *soi* ramassant la boule, le temps c'est maintenant, le lieu c'est ici et la condition pour agir existe puisque la boule est sur le sol devant le soi.

Au cours des discussions et de l'exploration de l'environnement avec la facilitante, le client va explorer des exemples à la fois de l'absence et de l'existence de chacun des éléments. Par exemple, un individu peut avoir faim à dix-sept heures mais ne mangera pas avant dix-huit heures, car dix-huit heures est l'heure du dîner. Le lieu pour dîner est la table de la salle à manger, et non la salle de bains ni le parquet du salon. Les conditions pour le dîner sont que la table doit être dressée, la famille doit être réunie et le repas doit être prêt. La *motivation* pour manger est présente depuis une heure, mais c'est seulement à dix-huit heures, lorsque chaque membre de la famille est présent à table, que le repas a été préparé et disposé dans les plats, que *l'occasion* de prendre du plaisir au repas existe.

Dans le modelage en pâte, *l'occasion* est la boule sur la table en face du *soi* principal (le plus grand). C'est la même boule que celle qui a été utilisée pour représenter le *besoin* – mais avec l'ajout des éléments de *l'intention*, de la *capacité* et de la *connaissance*, elle représente maintenant *l'occasion*.

La construction toute entière, prise dans son ensemble, est la *compétence*.

La compréhension de la *compétence* constitue une base solide pour le futur. Avec la facilitante, le client va probablement explorer des idées de compétences simples – des choses qu'il peut faire, et les compétences qu'il observe chez les autres. Par exemple, il peut avoir la compétence de jouer du piano ; son père a la compétence de conduire une voiture. Mais le programme Davis lui-même a instillé de nouvelles capacités et connaissances qui à leur tour créent de nouvelles occasions.

Le client autiste est en train d'émerger d'un état de handicap vers un état où il aura ou acquerra un degré de compétence et d'indépendance, celui-là même que les non-autistes considèrent comme normal. Avec le modèle Davis, il dispose aussi d'une structure pour savoir ce dont il a besoin à chacune des étapes.

Le Contrôle – la Compétence de provoquer un Changement

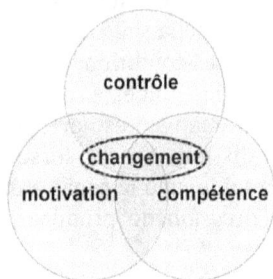

Le dernier concept commun à être maîtrisé est le *contrôle* défini comme « la compétence de provoquer un changement ». Le *contrôle* est relié aux concepts de *motivation* et de *compétence* par le concept racine du *changement* qui leur est commun. Si le client comprend chacune des idées représentées dans le modelage, alors toutes les pièces sont déjà en place.

Dans ce modelage existant, le *changement* est simplement montré en modifiant le grand *soi* afin qu'il représente le *soi* en action de provoquer le changement. Dans le modelage avec la boule en pâte, cela signifierait simplement que le *soi* en pâte se penche pour ramasser la boule initialement utilisée pour représenter le *besoin*, puis ensuite *l'occasion*. Les trois concepts réunis montrent le processus de transformation d'une idée ou d'un désir en action.

Une fois de plus, ils font aussi écho à la triade : *mental, corps* et *force vitale*. La motivation et sa racine « énergie » fournissent la force, la compétence avec sa racine perdurer fournit l'enseignement et l'expérience ; et le concept de contrôle transporte l'idée et la connaissance dans le domaine du monde physique.

Un Concept Avancé - la Responsabilité

Le concept final du Développement de l'Identité à modeler est la *responsabilité* définie comme « la compétence et la motivation ou volonté de contrôler. » Le client a déjà modelé chacun des concepts contenus dans cette définition : la compétence, la motivation, le contrôle. Ce dernier modelage inclut ces trois idées et les relie ensemble.

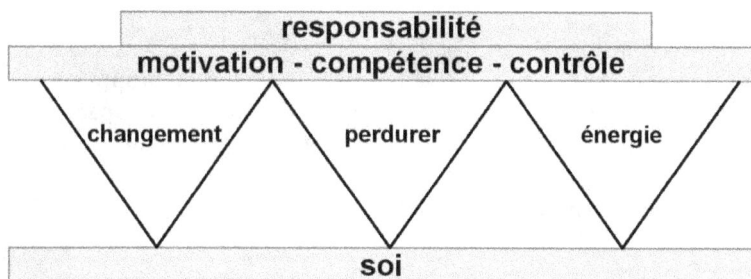

Étant donné que les concepts communs ont déjà été modelés, il n'y a pas besoin d'ajouter quelque chose au modelage en pâte existant du *contrôle*. Au lieu de cela, la facilitante va demander au client d'ôter le mot « contrôle » et la flèche dominante, puis d'identifier chacun des concepts à tous les niveaux que l'on peut trouver dans ce modelage. La facilitante va amener son client à la compréhension du fait que la convergence de la *motivation*, de la *compétence* et du *contrôle* à l'intérieur du *soi* est la *responsabilité*, et que le modelage dans son ensemble représente ce concept.

La facilitante explorera ensuite le concept final de responsabilité avec son client, identifiant les choses et les situations pour lesquelles il a la responsabilité, aussi bien que les domaines où il n'a pas la responsabilité. Au travers de ce dialogue, le client va se rendre compte que chaque fois qu'il n'a pas la responsabilité, c'est parce qu'il lui manque quelque aspect soit de la compétence, soit de la motivation.

Avant de venir à un programme Davis, le client autiste aura d'importants domaines de sa vie dans lesquels il n'a pas exercé sa responsabilité, à cause soit de l'impact direct soit de l'impact indirect de son autisme. L'autisme a directement fait obstacle dans les situations où il l'a empêché de percevoir et de comprendre son environnement d'une façon qui lui aurait permis d'exercer un contrôle. En outre, comme résultat indirect de son autisme, le client a été privé de l'opportunité d'acquérir les capacités nécessaires dans de nombreux domaines. Sa vie a été contrainte de nombreuses façons.

Avec le modelage – et la maîtrise – de la *responsabilité*, le programme Davis donne à chaque client la clé de son propre succès à venir dans la vie. C'est ce qui est signifié par « la capacité de participer pleinement à la vie ». Non seulement l'individu rejoint le domaine de la compréhension du monde, mais aussi a-t-il maintenant un processus qu'il peut employer pour guider sa vie et se forger un chemin autonome.

La facilitante Elizabeth Shier nous raconte cette histoire d'un jeune garçon avec lequel elle a travaillé :

> « *Je reste en contact étroit avec mon premier client Ryan, 7 ans, qui avait fini les concepts jusqu'à la responsabilité. La semaine dernière, sa mère vint me voir dans mon bureau avec les larmes aux yeux, m'étreignant si fort que je ne pouvais plus respirer, et dit : 'Ryan a partagé avec son jeune frère et personne ne lui avait dit de le faire! Vous m'avez donné mon fils.' Elle était bouleversée par les changements qu'elle voyait dans les relations de Ryan avec ses frères et sœurs.*
>
> « *Ryan s'est aussi fait un copain à l'école et les garçons se sont attirés quelques ennuis – quittant la classe dans le dos du professeur et se cachant dans les toilettes riant comme des fous. Lorsqu'on les a attrapés, il n'a pas essayé de rejeter la faute sur l'autre enfant. D'abord ses*

parents étaient mortifiés, mais ils réalisent maintenant que cette sorte de plan partagé avec un autre enfant n'était pas possible pour lui par le passé. Il n'avait jamais endossé la faute pour quoi que ce soit auparavant, aussi étaient-ils heureux de voir qu'il comprenait son rôle dans ce problème et qu'il a volontiers accepté les conséquences. Depuis, il a trouvé de meilleures façons de faire des plans avec son nouvel ami. »

Comme cette histoire le montre, le client qui a acquis une compréhension des concepts Davis ne se comporte pas toujours comme les adultes le souhaiteraient. Un jeune individu qui est capable d'exercer un contrôle dans sa vie est aussi capable d'enfreindre les règles et de tester les limites. Mais Ryan était aussi capable d'accepter les reproches et de comprendre les conséquences de ses actes – quelque chose qui aurait été au-delà de sa faculté de compréhension avant le travail sur les concepts.

Somme toute, Ryan commençait à avoir un comportement d'enfant « normal » plutôt que d'enfant handicapé. La *responsabilité* et tous les concepts qu'elle renferme étaient devenus une partie de son identité.

L'Intégration du Développement de l'Identité

Avec l'achèvement du concept final du Développement de l'Identité, toutes les pièces du puzzle sont en place. Le client a maintenant la maîtrise de base de chacun des concepts nécessaires au développement d'un nouvel aspect de son identité : un individu capable de se comprendre lui-même et d'exercer un contrôle sur son environnement, prêt à accepter et exercer sa responsabilité dans la vie. Il a la compréhension, la connaissance, et le savoir-faire pour franchir cette étape.

Il ne reste plus qu'à mettre en mouvements ces éléments. Le client va avoir besoin d'employer et d'appliquer les concepts pour mener à bien une tâche dans le cadre du monde réel. Une fois que cela sera fait, les concepts seront pleinement intégrés dans son identité noyau.

Parce que le modelage des concepts s'est terminé par l'idée de *responsabilité*, l'intégration de ces concepts va requérir une situation dans laquelle le client peut assumer et exercer sa responsabilité. Ceci se fait habituellement avec l'exercice « Établir l'Ordre ». Pour un enfant ou un adolescent, l'activité idéale est de lui donner la responsabilité d'établir l'ordre dans sa propre chambre à coucher.

Parce que les buts de Davis sont de fournir des outils pour la vie, le champ des responsabilités de l'enfant devrait continuer bien longtemps après que le programme Davis eut été terminé. Comme le modelage l'a démontré, afin d'exercer sa responsabilité, l'individu doit aussi avoir le contrôle. Cela signifie que si l'enfant prend la responsabilité d'établir l'ordre dans sa propre chambre à coucher, les parents doivent accepter de permettre à leur enfant d'assumer cette responsabilité sur le long terme, de façon permanente. Si le parent ne veut pas céder autant de contrôle à l'enfant, ou si l'appartement n'est pas approprié pour cela – par exemple si l'enfant partage sa chambre avec un frère plus âgé – alors une autre zone à contrôler doit être assignée. Par exemple, l'enfant peut recevoir la responsabilité d'établir l'ordre dans son propre bureau ou dans sa commode.

Avant qu'un individu soit capable d'exercer sa responsabilité, il doit avoir la connaissance et la capacité nécessaire pour cette tâche. Pour être sûre que l'enfant est prêt à établir l'ordre dans son propre espace personnel, la facilitante va travailler avec lui pour établir la liste des étapes nécessaires à l'établissement de l'ordre dans n'importe quel environnement. La facilitante donnera d'abord un puzzle à assembler à son client, lui donnant des instructions sur les étapes à suivre, telles que retourner toutes les pièces du puzzle avec la face dessinée visible, puis isoler les pièces avec un bord, et ainsi de suite jusqu'à ce que le puzzle soit terminé. Cet exercice aide à renforcer l'idée que pour créer l'ordre à partir du désordre, nous devons suivre un processus séquentiel pas à pas.

La facilitante travaillera ensuite avec son client pour établir l'ordre parmi un ensemble d'objets sélectionnés et regroupés pour les besoins de l'exercice, comme par exemple le contenu d'un tiroir de son bureau. Les objets seront simplement rassemblés sur le bureau ou une table. Elle donnera au client la tâche de déterminer la bonne place et la bonne position pour chaque objet à son tour. La facilitante guide et aide à développer une liste de questions à poser pour chaque objet. Par cet exercice, le client reçoit une structure simple qui peut être appliquée à la tâche d'établir l'ordre quel que soit l'environnement. La séquence pour établir l'ordre comporte neuf étapes :

1 – *extraire un des objets ;*

2 – *identifier ce que c'est ;*

3 – *déterminer son état ;*

4 – *sur la base de son identité et de son état, déterminer sa meilleure place ;*

5 – *lui attribuer cette place ;*

6 – *déterminer quelle position il doit prendre à cette place ;*

7 – *lui attribuer cette position ;*

8 – *mettre l'objet dans cette position à cette place ;*

9 – *répéter cette séquence jusqu'à ce que l'ordre soit établi dans l'environnement.*

Pour ce processus, la facilitante ou une autre personne qui l'aide sera dans la pièce avec le client – ou dans la zone acceptée pour la responsabilité – pour le guider à travers les étapes à établir l'ordre dans une situation de la vie réelle. Généralement le client reçoit une copie écrite des neuf étapes et sous la direction et les encouragements de la facilitante, il va les appliquer à la tâche d'organiser son espace. La facilitante va l'encourager progressivement à compter sur sa mémoire des étapes successives plutôt que sur la liste écrite, et avec le temps le processus de pensée va devenir automatique.

Bien que Davis ait découpé le processus en neuf étapes séparées, le processus réel est semblable à ce que la plupart des gens feraient naturellement pour ranger quelque endroit ; les individus ayant de l'autisme ou des TDA ont simplement besoin d'une aide supplémentaire au départ pour acquérir cette capacité.[66]

Malgré la présence de la facilitante, le client exerce le contrôle en prenant personnellement la décision de la place et de la position appropriées pour chaque objet. S'il décide que ses chaussettes vont dans le tiroir du bas, alors il faut utiliser le tiroir du bas, même si sa mère a toujours placé les chaussettes dans le tiroir du haut. L'essence de la *responsabilité* est le *contrôle* ; et l'individu qui établit l'ordre est celui qui prend les décisions.

Lorsque l'on travaille avec des adolescents plus âgés ou des adultes, la facilitante doit quelquefois employer une démarche alternative quant à la façon d'aborder la tâche d'intégration de l'identité. Souvent le client plus âgé aura déjà quelque domaine de sa vie qui relève de sa « responsabilité » attribuée, mais pour laquelle il connaît des difficultés. Par exemple, on peut attendre d'un adolescent qu'il ait des occupations ménagères, mais elles ne sont pas menées à bien ; un adulte peut rencontrer des difficultés à mener à terme ses obligations professionnelles. La facilitante peut l'aider à traiter ces problèmes en procurant le double bénéfice du chemin vers l'intégration de l'identité et de l'aide au client pour affronter et vaincre un obstacle existant dans sa vie. Le processus de résolution de ces problèmes renforce l'apprentissage de ce qui a déjà été mis en place, parce que la facilitante devra aider son client à déterminer quel est l'élément manquant dans la construction Davis. Est-ce que le problème est un manque de motivation ? Ou un manque de compétence dû à un manque de la connaissance ou de la

---

66   Une description détaillée de l'exercice pour Établir l'Ordre est contenue dans le chapitre 16 du livre « le Don d'apprendre » (Davis and Brown le Don d'apprendre 2003)

capacité requise ? Au cours de ces explorations, le client ne va pas seulement traiter le problème ponctuel, mais il sera aussi capable de voir comment les concepts Davis s'appliquent avec succès aux situations de la vie réelle.

Le résultat final est que le programme Davis a fait disparaître l'aspect « handicap » de l'autisme. L'idée de « handicap » porte en elle la conviction que l'individu est incapable de faire quelque chose – par exemple, une personne qui a perdu l'usage de ses jambes est handicapée du fait qu'elle ne peut pas marcher. Mais dans certains cas, la conviction intime du handicap devient un obstacle en soi-même et de soi-même. L'individu en vient à tenir pour un fait établi que son handicap représente un obstacle insurmontable, et ainsi accepte ses limitations plutôt que de prendre les mesures nécessaires pour un changement. Davis fournit une feuille de route qui permet à l'individu de concevoir et de mettre à exécution un plan d'action pour vaincre ses handicaps. Lorsque ces concepts sont mis en action, ils se renforcent d'eux-mêmes. Chaque réussite construit la confiance et la capacité pour entreprendre d'autres défis.

Avec l'achèvement du Développement de l'Identité, le client émerge comme un individu qui est capable de comprendre, de traiter, de faire face à un ensemble normal d'expériences et d'événements de la vie. Il a voyagé depuis un monde de chaos et de confusion et devient un être humain capable et confiant.

Le programme Davis n'est pas fini, parce que le travail qui vient de s'achever est celui de la réalisation de soi. L'obstacle essentiel de l'autisme est la difficulté de communication et de relations sociales ; c'est quelque chose qu'il faut encore traiter. Cependant, la compréhension de soi-même est un important prérequis à la compréhension sociale et aux rencontres avec les autres.[67] Il est souvent préférable de laisser passer des jours, des semaines, voire des mois entre l'achèvement de la phase du Développement de

---

67 (Lombardo et Baron Cohen The role of the self in mindblindness in autism « Le rôle de soi dans la cécité mentale de l'autisme, NdT » 2011)

l'Identité et la phase finale de l'Intégration Sociale. Habituellement le client sait quand il est prêt et organise alors la rencontre avec la facilitante pour la dernière partie du programme.

Chapitre 11

L'Intégration Sociale

La troisième et dernière phase de l'Approche Davis de l'Autisme fournit aux individus autistes les bases pour élaborer et entretenir des relations sociales. À nouveau nous utilisons la pâte pour modeler un ensemble de concepts généraux. Sous la direction de la facilitante, le client va d'abord porter son attention sur les concepts « un *autre* » et « des *autres* », s'orienter vers l'idée de la *relation*, explorer ensuite quatre types fondamentaux de relations, puis traiter enfin l'idée de *bien* et de *mal*.

Le programme Davis n'est pas conçu pour enseigner les compétences sociales, les normes morales ou culturelles à un client, mais plutôt pour lui fournir la *compréhension* d'une série de concepts de base qui influencent et guident les interactions avec les autres. Grâce aux modelages des concepts et aux explorations de l'environnement au cours de la séquence du Développement de l'Identité, le client a déjà été incité à observer et à réfléchir sur les motivations et les actions d'autres personnes. Depuis le modelage de la *conséquence*, une grande partie du programme Davis aura déjà permis au client d'être capable d'avoir un aperçu plus large de son propre comportement et de son impact sur son entourage. De plus, il a été encouragé à observer le comportement des autres, à remarquer les gestes, les expressions du visage et à en tirer des déductions. Toutefois la focalisation est restée égocentrique, avec le but central et primordial de se comprendre soi-même et de se réaliser.

Dans le contexte des relations sociales, l'attention doit se déplacer vers la conscience, l'identification et le respect des envies, des besoins et des motivations des autres. L'autiste doit apprendre à se voir lui-même comme une partie de quelque chose de plus grand que lui seul ; un duo, un trio, un groupe. Il va devoir être capable de reconnaître la relation elle-même comme étant quelque chose de vivant et de dynamique, quelque chose qui peut être préservé et entretenu par les interactions des individus concernés. Par cette

177

compréhension, il sera capable de passer d'une existence égocentrique à une participation dans sa communauté en tant que membre de celle-ci.

Un Autre et Les Autres

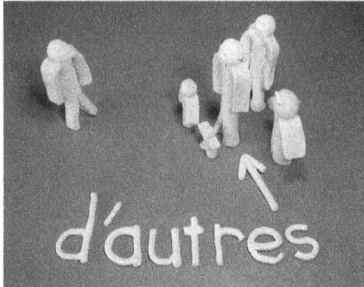

Le processus commence en plaçant le modelage du *soi* sur la table. Le client ajoute alors le modelage d'un second personnage, désigné par « *un autre* ». Pour consolider la compréhension du fait que ce modelage représente un autre être humain, le client va montrer du doigt le personnage modelé et dire : « Tu représentes *un autre*, qui veut dire quelqu'un séparé de moi. Tu représentes chaque *expérience* que l'individu a jamais eu, toute la *connaissance*, tout le *savoir-faire* et toute la *compréhension* ».

L'étape suivante est le modelage de plusieurs personnages, pour créer un groupe représentant *les autres*. Le même processus sera suivi : « Tu représentes *d'autres,* tu veux dire *ceux qui sont séparés de moi*. Tu représentes chaque *expérience* que chaque individu séparé de moi a déjà eue, toute la *connaissance*, tout le *savoir-faire*, toute la *compréhension* ». De cette façon, le client est amené à reconnaître et à considérer d'autres personnes comme séparées, des individus avec leur propre motivation.

La répétition de cette phraséologie, rédigée pour faire un parallèle avec l'identification antérieure du *soi*, attire naturellement l'attention du client sur l'idée que les autres personnes existent comme des individus séparés de lui-même, chacun avec son propre lot d'expériences tirées de ses propres connaissances, savoir-faire et compréhension. Parce que le texte établit un parallèle avec les mots utilisés pour identifier le modelage du *soi*, elle renforce aussi l'idée que les autres individus ressemblent beaucoup à soi, bien qu'ils soient aussi des êtres humains séparés.

Cependant, ce n'est pas le but du programme Davis que d'enseigner positivement « la théorie de l'esprit ». Le client va tirer toutes les conséquences des concepts de l'intégration sociale qui seront naturelles pour lui à ce moment-là. Le but du programme est de lui fournir les bases qui le rendront capable de construire et de participer à des relations véritables avec les autres. Il ne sera pas capable de le faire sans comprendre aussi la nature séparée et indépendante des autres, mais il n'est probablement pas nécessaire qu'il envisage explicitement leurs processus de pensée avant de rencontrer et d'entrer en relation avec de vraies personnes plutôt qu'avec des personnages en pâte.

La facilitante va continuer à discuter de chaque concept avec son client, mais les explorations dans l'environnement ne sont plus nécessaires ni appropriées. Parce que l'attention s'est déplacée vers un intérêt pour *les autres*, il n'est plus possible que le client acquière la maîtrise totale des idées à explorer pendant qu'il travaille avec la facilitante. Les *autres* ne sont pas présents pour pouvoir participer, aussi l'apprentissage expérimental qui accompagne la formation des relations et l'interaction avec les autres ne peut pas se faire dans le contexte d'une relation face à face avec la facilitante. La facilitante peut seulement fournir une des branches de la triade de la maîtrise : la *compréhension* ou information acquise par l'observation. À ce stade, la facilitante guide et enseigne. Plus tard, le client sera capable d'explorer de son propre chef, dans les circonstances de la vraie vie avec de vraies personnes.

Le rôle du Soi dans les relations

Le client va ensuite laisser brièvement de côté le modelage *des autres* pour porter son attention à nouveau sur le *soi*, cette fois pour préparer la compréhension de son propre rôle dans l'établissement des relations. La facilitante commence par faire créer à son client une représentation symbolique des émotions et du comportement

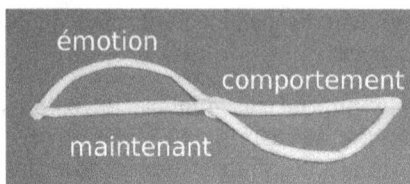

du *soi* au cours du temps. Cela se fait en commençant par placer une petite boule de pâte à modeler sur la table pour représenter l'idée de *maintenant*, le temps du moment présent. Par-dessus cette boule, il va poser un boudin de pâte rectiligne dont les extrémités sont attachées à un autre boudin en pâte, et croisé en son milieu par celui-ci qui est de forme sinusoïdale.

Le boudin ondulé en pâte à modeler représente *l'émotion* du client. Il a déjà maîtrisé le concept *d'émotion*, défini comme l'énergie créée en soi, et n'a pas besoin de le maîtriser à nouveau. Par contre, la pâte à modeler est maintenant utilisée pour le symbole d'une idée qu'il comprend déjà.

La ligne droite représente le *comportement* du client – défini comme « la manière dont j'agis ou me conduis » – ou, lorsque le mot est identifié séparément de la pâte, la manière dont *quelqu'un* agit et se conduit *lui-même*. De cette façon, la définition Davis attire à nouveau subtilement l'attention du client sur l'idée que le *comportement* est un concept qui s'applique à la fois à lui-même et aux actions des autres.

Ensuite une flèche qui montre le mouvement est ajoutée au modelage, positionnée sur le point représentant *maintenant* et pointant dans la direction opposée au *soi*. Le client identifie la flèche avec ces mots : « Tu montres mon mouvement à travers le temps. »

Le client reprend alors son modelage de « *un autre* » et le place à la pointe de la *flèche*, devant et face au *soi*. Cela devient le modelage de la *relation* – l'interaction de quelqu'un (ou moi) avec un autre. Le client a maintenant le modelage qui montre le *soi* dans le contexte identique à celui dans lequel les autres peuvent le voir, comme un individu qui porte en lui un ensemble d'émotions et de comportements. Il peut aussi voir à partir de son modelage que sa capacité à construire et à participer à des relations est étroitement liée à ses émotions et à ses comportements.

Il est prêt pour explorer l'idée de différents types de relations.

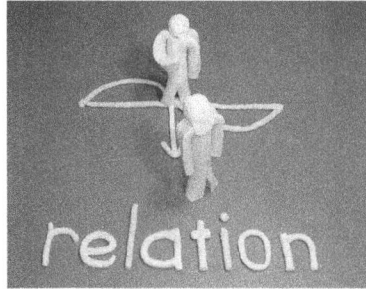

Les Quatre Formes de Relation

Davis a identifié quatre formes fondamentales de relations. Chacune est basée sur l'élément en commun qui relie l'individu à une autre personne ou à un groupe avec qui il interagit. Toutes les relations d'une personne peuvent être définies par l'une ou plusieurs de ces formes. La forme de la relation guide le comportement de l'individu dans cette relation.

Une caractéristique courante de l'autisme est la tendance à interpréter les assertions à la lettre et à prendre les actions des autres pour argent comptant. Les individus neurotypiques socialement habiles tendent à conformer leurs paroles et leurs actes aux attentes des autres, nuançant souvent la vérité pour s'accommoder à la situation, comptant peut-être sur un euphémisme pour éviter d'offenser les autres, ou faisant usage d'humour et de sarcasme pour communiquer leur opinion. L'autiste, manquant d'astuce, risque constamment de mal interpréter les intentions et la motivation des autres.

La structure Davis va permettre au client de contextualiser le comportement des autres selon le modèle d'interaction qui définit chaque relation. Une compréhension de chaque type de relation va aider le client à reconnaître quelle sorte de comportement est attendu de lui, et ce qu'il doit anticiper ou espérer des autres dans cette relation.

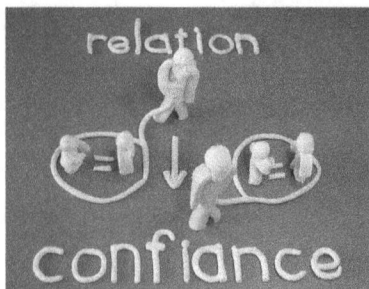

Le premier modelage est la relation basée sur la *confiance* définie comme « le sentiment qu'un autre soit égal à soi ». Parce que cette relation est basée sur une émotion à l'intérieur du soi et à l'intérieur d'un autre, nous représentons cela dans le modelage avec une bulle de sensation attachée à chacun des deux personnages modelés. Chaque bulle de sensation contient deux petits personnages avec un signe égal entre eux. Ceci représente l'idée que chaque individu dans la relation partage la sensation que l'autre individu est son égal.

La *confiance* peut être à la base d'une relation entre un individu et un autre. Un individu peut avoir plusieurs amis mais la relation de *confiance* doit être établie séparément avec chacun. La relation de *confiance* est la marque d'une véritable amitié.

Comprendre l'importance de la réciprocité de la relation de confiance va aider le client à évaluer les relations futures. Les autistes ont quelquefois des problèmes parce qu'ils sont bien trop confiants ; ils ne peuvent pas réaliser qu'une personne qui semble amicale peut finir par les maltraiter. Bien que le client ne puisse jamais être capable de lire dans les pensées d'un autre individu, le modelage Davis l'aide à se poser les bonnes questions lorsqu'il s'embarque dans une nouvelle relation.

La seconde forme de relation est celle basée sur la *conviction*. La conviction provient aussi d'une émotion partagée ou d'une sensation internalisée, mais la conviction peut être à la base d'une relation avec une seule personne ou avec beaucoup. Davis définit la *conviction* comme « ce qui est senti d'être réel ou vrai ». Un exemple évident serait la relation entre les membres d'une même religion, mais la définition de Davis est suffisamment générale pour englober tout type d'opinion partagée. Par exemple, on pourrait partager le sentiment que le bowling est une activité amusante et agréable, ce qui pourrait inciter l'individu à se joindre aux autres dans une ligue de bowling. Puisque la conviction peut être de n'importe quel type, elle peut être représentée par des boules de pâte à modeler ; celles-ci seront modelées à l'intérieur de deux bulles de sensation distinctes, liées séparément au *soi* et à *l'autre*.

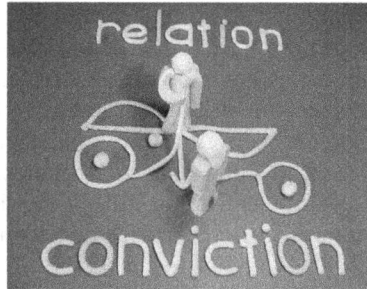

En regardant les modelages, nous pouvons voir que la relation basée sur la conviction nécessite un sentiment partagé au sujet de *quelque chose,* sans avoir le respect mutuel qui existe dans la relation basée sur la confiance. Deux individus peuvent partager la conviction que le bowling est amusant, et peut-être jouer dans la même équipe, même s'ils ne s'aiment pas ni ne se côtoient en dehors de la piste de bowling.

Les deux formes restantes de relation sont basées sur des concepts dont la source est externe au *soi*, créées au bénéfice des groupes d'individus et de la société.

La première est *l'accord*, défini comme « ce qui est pensé d'être réel ou vrai ». Le concept de *l'accord* permet d'être en relation avec beaucoup d'autres personnes, et va guider l'individu à se comporter d'une façon qui soit en harmonie avec les attentes partagées par les autres. C'est-à-dire que *l'accord* est plus que la simple idée d'un arrangement contractuel ; il inclut la compréhension mutuelle des attentes dans une variété de

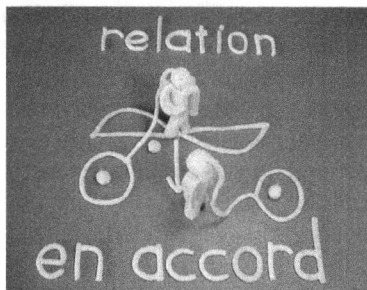

situations. Un exemple ordinaire serait de décider d'un rendez-vous et de s'y rendre. L'interaction entre un vendeur et un client en est un autre : ils sont tous deux d'accord pour que le client ait le droit d'emporter un objet du magasin contre le paiement d'une somme d'argent convenue. Le modelage de *l'accord* est semblable au modelage de la *conviction*, mais chaque personnage a une bulle de pensée au lieu d'une bulle de sensation, car l'accord est basé sur une compréhension partagée de faits plutôt que d'émotions.

Le dernier modelage est celui de la relation basée sur les *règles*. Les règles sont les « lois qui établissent les frontières du comportement acceptable ». Le concept de règles permet des relations et des comportements avec *tous* les autres. Les règles sont généralement établies pour servir le fonctionnement d'un groupe. Par exemple, une loi peut être créée par un organisme gouvernemental pour limiter les actes des individus dans le but de protéger les droits d'autres individus. Le même raisonnement pourrait s'appliquer à un ensemble de règles instaurées par un professeur dans sa classe ; par exemple, une règle selon laquelle les élèves doivent lever le doigt et attendre qu'on les interroge avant de parler. Nous pouvons modeler ce concept en pâte à l'aide de marques pour délimiter les frontières sur la ligne du *comportement*, en ajoutant un petit modelage d'un livre ou d'une plaque pour représenter l'idée de la loi.

Les individus autistes de haut niveau sont souvent frustrés par la difficulté pour comprendre et adhérer à une large gamme de normes et d'attentes non-dites qui gouvernent les interactions sociales. Ils peuvent tenter de compenser en essayant d'apprendre par cœur une liste croissante de règles sociales enseignées par leurs parents ou tuteurs, ou acquises par l'expérience de tous les jours, mais ils sont entravés par cette liste apparemment sans fin de nouvelles règles à apprendre.

Au lieu de cela, le modelage Davis fournit à l'individu un moyen simple pour replacer dans leur contexte ses relations, et les comportements attendus qui les accompagnent. Une relation se renforce et dure tant que chaque individu se comporte de façon cohérente et maintient l'élément commun qui sous-tend la relation. Le modelage Davis peut conduire le client à se rendre compte qu'à l'intérieur d'une relation basée sur la confiance, son comportement doit être fondé sur le fait qu'il doit traiter l'autre (son égal) comme lui-même voudrait être traité ; à reconnaître et à considérer les besoins du groupe comme les relations basées sur les règles. La facilitante va l'aider durant le modelage à penser aux exemples des différentes formes aussi bien qu'à comprendre que ces formes se chevauchent et peuvent exister ensemble dans n'importe quelle relation particulière. Plus tard, de lui-même, il sera en mesure d'utiliser sa capacité de classer les relations par catégorie pour l'aider à guider son comportement. Il fera certainement des erreurs au cours de cet apprentissage, mais il possède un outil qui facilite l'application des leçons qu'il apprend dans leurs contextes appropriés.

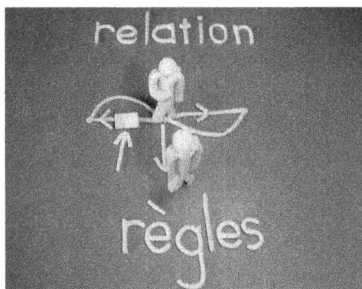

La démarche conceptuelle apprise avec Davis aidera aussi l'individu à évaluer correctement l'importance de ses actions, et de celles des autres, dans le contexte de diverses relations. De nombreux autistes de haut niveau se tourmentent inutilement pour un *faux pas* social mineur ; non seulement l'autiste a des difficultés pour savoir comment se comporter dans une situation donnée, mais il manque de compétence pour connaître et apprécier les conséquences probables des erreurs qu'il commet. Avec le modelage Davis, il peut porter son attention sur les questions qui sont vraiment importantes : il comprend quels comportements vont probablement être dédaignés et ignorés par les autres, et lesquels vont menacer la poursuite de la relation. De façon semblable, il va savoir quand il devra prendre des mesures pour rectifier une erreur.

La Dernière Pièce : Mauvais et Bon, Mal et Bien

Après l'achèvement des modelages décrivant les quatre catégories de relations, il y a une dernière section : le modelage des idées de *mauvais* et de *bon*, de *mal* et de *bien*.

Au début de la carrière de Ron Davis, bien avant qu'il ait commencé à développer le programme pour l'autisme, il a travaillé avec une jeune fille autiste que je nommerai Malika. Elle était la petite fille d'une collègue de Ron, Dr Fatima Ali, ainsi Ron en était venu à très bien la connaître au cours des années. Malika aimait particulièrement regarder le dessin animé de Disney, *Pinocchio*, et Ron supposait qu'elle était ravie par l'idée de la petite marionnette de bois qui voulait devenir humaine. Un jour il lui a demandé quelle partie de l'histoire elle aimait le mieux et elle le surprit en lui disant qu'elle aimait Jiminy Cricket, le personnage désigné par la Fée Bleue pour être la conscience de Pinocchio, pour le guider à reconnaître la différence entre le bien et le mal. Malika a expliqué, « Je n'ai pas de conscience, et c'est ce dont j'ai besoin ».

La dernière étape des concepts des relations Davis fournit au client la capacité de créer sa propre conscience, de guider ses actions futures dans le contexte de ses relations avec l'intention de faire ce qui est *bien*. Comprendre l'idée de *bien* opposé au *mal* en soi-même ne garantit pas que l'individu effectue toujours les choix corrects, mais cela garanti qu'il va utiliser sa connaissance, son savoir-faire et sa compréhension, tous personnellement acquises pour faire des choix pour des raisons appropriées. L'individu n'agira simplement pas à partir d'un ensemble de règles sociales apprises par cœur ni d'un désir de s'intégrer ou d'être accepté par d'autres.

Ceci n'est pas un effort pour enseigner ou imposer un ensemble de principes moraux, puisque le modelage Davis ne fournit ni ensemble de règles ni exemples. La facilitante peut discuter d'exemples dans le contexte d'une aide au client pour qu'il comprenne les concepts, mais elle le fera de telle sorte que ce soit pour le guider vers davantage d'explorations et de compréhension.

Le but de Davis est d'imprégner chaque client de la *compétence* – aussi bien que de la *responsabilité* – d'exercer son propre jugement pour déterminer ce qui est *bien* dans le contexte des relations avec les autres.

Davis définit chaque concept très simplement, comme suit :

Mauvais : ne soutient pas la vie

Bon : soutient la vie

Mal : une action qui ne soutient pas la vie

Bien : une action qui soutient la vie

« La vie » est employée dans la définition car c'est le concept fondamental de la seconde construction : « vivre » représente la façon dont nous, en tant qu'êtres humains, ressentons la notion de *perdurer*. *Vivre* signifie *perdurer comme soi*.

Dans le modelage en pâte de la relation, la vie est représentée en ajoutant des modelages symbolisant la vie et la mort au paradigme de la relation, ainsi que des flèches en pâte représentant les émotions et les comportements qui soutiennent (ou ne soutiennent pas) la vie.

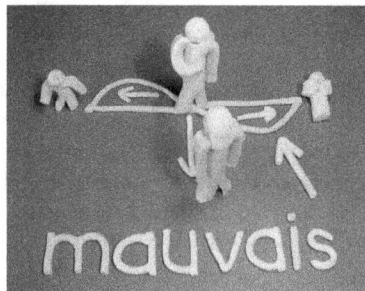

Avec ce modelage, l'idée de *mauvais* et de *bon* est liée directement aux émotions et aux actions du *soi*, représentées par les lignes droites et ondulées en pâte sur lesquelles se tient le modelage du *soi*. Ces concepts sont aussi décrits dans le contexte de la relation avec *un autre*.

L'étape suivante est le modelage du *mal* puis du *bien*. Dans chaque cas, le concept négatif (mauvais, mal) est modelé avant le concept positif (bon, bien), car cet ordre de modelage doit conduire la facilitante et le client à terminer par le modelage positif. C'est-à-dire que le tout dernier modelage construit est celui qui décrit l'idée du comportement en *bien*.

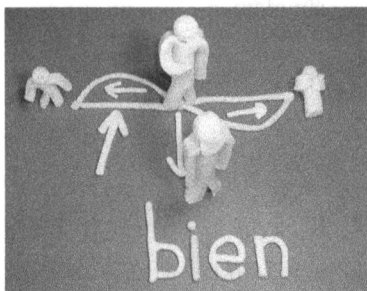

Le *mal* est seulement une *action* qui est *mauvaise*, c'est-à-dire *qui ne soutient pas la vie*. Et le dernier concept modelé, le *bien* est une *action* qui est *bonne* – *qui soutient la vie*. Parce que le modelage est créé dans le contexte de la relation avec un autre, l'idée de favoriser mutuellement la vie est ainsi implicite dans le modelage. Une relation fonctionne lorsque tous les participants sont capables de *perdurer en tant que soi*. Le client fait le choix qui est *bien* quand ses actions stimulent à la fois sa compétence à perdurer en tant que soi et la compétence des autres à perdurer de la même façon.

Le client qui a modelé tous les concepts relationnels doit encore acquérir la connaissance et le savoir-faire qui ne viendront qu'en participant activement à ses relations. Il fera des erreurs, car les erreurs font partie des processus d'apprentissage – il peut se tenir trop près des autres dans un groupe, parler trop fort, oublier de regarder l'autre, arriver à une réunion habillé de façon inappropriée. Mais il va commettre ces erreurs avec une nouvelle compréhension et un ensemble de capacités sous-jacentes. De la même façon que les neufs points pour établir l'ordre lui donnent la capacité de se poser les questions nécessaires pour créer l'ordre dans son environnement, sans installer auparavant des règles spécifiques pour manipuler les chaussettes sales, les concepts relationnels lui fournissent une structure analytique intériorisée qui va le guider dans son processus d'apprentissage.

L'ampleur et la simplicité de la compréhension basée sur Davis rendent certainement plus facile le fait de savoir quand appliquer les leçons apprises dans un contexte à un autre contexte, de développer la compétence de comprendre et d'anticiper comment les actions prises en tant qu'individu vont avoir un effet important sur les autres, et comment les autres vont probablement y répondre.

Si le client a assimilé le concept de s'efforcer de faire ce qui est *bon* et *bien*, alors son propre comportement va probablement correspondre à la « règle d'or » : il va traiter les autres comme lui-même voudrait être traité. Ses actions seront éthiques, parce qu'il va s'efforcer d'éviter de faire du mal. Et il sera aussi capable de se protéger lui-même dans ses relations – reconnaître lorsqu'une relation tourne à l'aigre, ou lorsque les autres prennent l'avantage sur lui ou le traite injustement – parce qu'il sera capable de porter son attention sur le contexte élargi des relations et de l'impact du comportement des autres aussi bien que du sien.

Le client qui a achevé la dernière étape du programme Davis n'en a pas fini avec le processus d'apprentissage. Au contraire, il vient juste de commencer – mais maintenant il est équipé avec les outils et les concepts nécessaires pour fonctionner efficacement et en toute indépendance – en bref, pour commencer à participer pleinement à la vie qu'il va se construire.

Chapitre 12

Pour Continuer le Chemin

L'Approche Davis de l'Autisme offre un nouveau paradigme pour traiter les obstacles internes au fonctionnement social qui sont la marque de fabrique caractéristique des autistes. Le programme provient de l'expérience et des idées d'un adulte qui a réussi, en ayant un passé d'enfant autiste, et à ce titre est conçu avec un respect et une compréhension propres au profil autistique. La méthode a été développée et affinée par une expérience pratique collective accumulée durant beaucoup d'années.

Le but affiché de ce programme – rendre les individus autistes capables de « participer pleinement à la vie » – est bien mieux illustré par les véritables expériences des individus autistes, les membres de leurs familles et les facilitantes qui les ont guidés.

La Différence Davis

« Dans ce programme, j'ai travaillé avec de la pâte pour apprendre des concepts tels que 'moi', le 'temps', 'l'ordre', la 'séquence' et le plus important pour moi : 'les relations'. Ma facilitante m'a aussi enseigné comment me détendre et me relaxer, et comment m'ancrer mentalement dans ce monde afin que je puisse arrêter moi-même de me désorienter, ou de rêver éveillé accidentellement. J'ai aussi appris comment reconnaître et contrôler mes attaques d'anxiété et mes crises de colère. Quand je sens qu'elles vont arriver, je peux choisir de changer mes pensées et me détendre, et c'est comme si rien n'avait commencé à me déranger ! Je sais maintenant comment installer des limites de sécurité avec les gens pour ne pas être envahi par leurs émotions, ou leur laisser prendre l'avantage. Je peux exprimer verbalement mes sensations comme jamais auparavant. Avoir affaire avec de grandes foules est encore épuisant,

mais ce n'est ni terrifiant ni accablant comme ce l'était d'habitude. »[68]

L'Approche Davis de l'Autisme se place d'elle-même comme une méthode unique pour encourager et autonomiser les individus autistes. Le programme peut conduire à de profonds changements dans les compétences fonctionnelles, qui se manifestent par des attitudes et un comportement modifiés, bien au-delà des espérances des autres programmes. En même temps, le programme évite les efforts directs pour changer, manipuler ou contraindre le comportement, et il ne repose pas sur des efforts pour enseigner au client autiste à penser ou à agir comme s'il n'était pas autiste. De nombreux autistes de haut niveau se méfient, à juste titre, et s'opposent aux efforts des autres pour changer leur façon de penser et de ressentir. Les changements qui se produisent avec un programme Davis viennent naturellement, comme résultat du processus d'apprentissage et du développement de nouvelles capacités et de nouvelles perspicacités. Davis ouvre un boulevard pour une conscience de soi accrue et un engagement social, et en même temps, il préserve l'intégrité de l'individu.

Quelques éléments-clés qui distinguent le programme Davis des autres sont :

1. Une Origine Autistique

À cause de la propre histoire de Ron Davis, enfant autiste, ses idées sont le produit de son expérience et de ses processus de pensée autistiques. Davis comprend que son expérience est unique ; il n'y a pas deux autistes identiques et il est impossible de généraliser de l'un à l'autre. Mais les antécédents de Davis lui ont révélé une sensibilité et une conscience de la manière dont l'expérience de l'autisme exerce une profonde influence sur le comportement.

---

68 Posté sur un groupe Facebook 1er août 2009 extrait du site https://www.facebook.com/groups/6567263146/ 26 février 2012

Par exemple, Davis comprend que de nombreuses convictions répandues sur l'autisme sont erronées. Ainsi est-il généralement affirmé que l'autisme est associé à un manque d'empathie. Mais l'expérience autistique comporte souvent une extrême sensibilité et une réactivité aux émotions et aux sentiments des autres. Les comportements d'évitement tels que s'éloigner des autres, éviter le contact par le toucher ou le contact visuel, ne sont pas des signes d'indifférence, mais sont au contraire l'indication que l'autiste se sent submergé.[69]

À partir de sa propre expérience Davis comprend aussi qu'un processus efficace d'apprentissage n'exige pas d'un autiste qu'il mime le comportement des individus neurotypiques ou change sa manière de penser. Les autistes peuvent apprendre et progresser avec une méthode adaptée à leurs forces cognitives. Leur comportement changera si et quand la raison de ce comportement disparaît.

2. Développé à partir de la Pratique

Bien qu'une structure officielle de l'Approche Davis de l'Autisme ne fût établie pour la première fois qu'en 2007, la méthodologie spécifique et les outils étaient en usage depuis le début des années 80. Le programme structuré comme il est maintenant représente la pensée collective d'une douzaine de personnes possédant une grande expérience du travail avec les techniques Davis, avec des enfants et des adultes de tous âges, en de

---

69 Un théoricien établit une distinction entre empathie « cognitive » et empathie « émotionnelle ». « L'empathie cognitive » est la compétence pour comprendre et prédire le comportement d'un autre individu et s'assimile à la « théorie de l'esprit. » « L'empathie émotionnelle » est une réponse émotionnelle d'un individu qui se produit et qui est analogue à l'état émotionnel d'un autre individu. À partir des explorations auto biographiques de nombreux adultes autistes, aussi bien qu'à partir des observations du comportement d'enfants autistes, il y a une forte évidence que les autistes ressentent généralement une surabondance d'empathie émotionnelle qui conduit à des sensations de peur, d'inconfort et de confusion (Smith 2009) Voir aussi « 'intense world' theory of autism » ('Monde intense' théorie de l'autisme, NdT) (Markram and Markram 2010)

nombreuses langues et dans de nombreux pays, aussi bien que la contribution continue de douzaines de personnes supplémentaires qui ont reçu la formation à la méthode et travaillent activement avec des clients autistes.

Il était naturel pour Davis de songer à développer un programme autour du modelage des mots et des concepts en pâte à modeler, puisque cette démarche avait fonctionné personnellement pour lui – mais les techniques de la pâte n'ont été retenues et perfectionnées que parce qu'elles fonctionnaient et non parce que Davis en avait l'idée. Quelques éléments de programme décrits dans ce livre ont été développés précisément pour résoudre des problèmes qui avaient surgi en cours de route. Par exemple, la procédure d'Alignement fut développée quand il est devenu évident que certains individus étaient incapables de suivre le scénario de visualisation utilisé pour la procédure d'Orientation Davis. La pratique d'inclure un modelage en pâte du « soi » dans tous les modelages de la Maîtrise des Concepts a commencé avec un jeune garçon qui ne pouvait pas apprendre l'idée de la « conséquence » à partir du modelage sans s'y inclure lui-même.

3. Soutenu par les Outils pour l'Orientation, l'Équilibre, et le Relâchement du Stress

Le programme Davis commence par un entraînement spécifique pour permettre à un individu d'harmoniser ses perceptions, de contrôler et de soutenir une attention dirigée, de relâcher le stress et de réguler son niveau d'énergie, ainsi que par un simple exercice d'acquisition d'habileté avec les balles Koosh, conçu pour améliorer l'équilibre et la coordination. Les techniques d'entraînement à l'orientation Davis sont uniques, mais leur mécanisme est semblable au neurofeedback : par un entraînement mental, un individu améliore sa compétence à réguler son état mental et sa capacité d'attention.[70] Toutefois, parce que la plupart

---

70 Il a été montré que l'entraînement neurofeedback améliore le fonctionnement exécutif et le comportement social chez les enfants autistes. (Kouijzeer, van Schie, et al. 2010) (Kouijzeer, de Moor, et al. 2009)

des outils de l'orientation Davis reposent sur des instructions courtes, simples, directes, parce que les individus apprennent à utiliser leurs propres sensations corporelles en retour, les techniques Davis peuvent généralement être enseignées et apprises très rapidement. La séquence de sons enregistrée pour l'orientation auditive peut être écoutée sur un appareil portable standard. Aucun équipement spécial n'est nécessaire.[71] Chacun des outils Davis peut être pratiqué et renforcé régulièrement aussi bien à la maison que pendant les séances avec une facilitante.

4. Maîtrise Guidée, Participative et Intégrée des Concepts Essentiels

Le cœur de l'Approche Davis de l'Autisme est la maîtrise guidée des concepts-clés qui fournissent les éléments manquants nécessaires au développement d'un sens précis de « soi » et d'une identité noyau naturelle. Ces concepts fournissent une compréhension à la fois du monde extérieur et du monde interne des pensées et des sensations. Le programme se termine avec un ensemble de concepts centrés sur le rôle de l'individu dans ses relations avec les autres. Chaque concept repose sur une idée simple et les concepts sont présentés séquentiellement, chacun construit sur les idées précédemment maîtrisées. Les concepts sont tirés de l'expérience plutôt que d'une théorie psychologique. Au lieu de théoriser sur quels repères du développement ordinaire devraient être reproduits pour les clients autistes, les concepts Davis ont été développés à partir de l'expérience pratique du travail avec les enfants et les adultes.

Avec cette démarche, le processus d'apprentissage est naturel et peut aisément suivre le rythme de l'individu, être adapté à ses besoins. L'emploi de la pâte à modeler assure la participation active

---

71 Par contraste le neurofeedback nécessite habituellement de nombreuses heures de pratique par essais–erreurs avec un ordinateur. Par exemple, pour une étude de recherche, les étudiants ont eu des sessions de 40 demi-heures deux fois par semaine. Comme l'entraînement dépend de la machine, ils n'avaient aucune opportunité pour la pratique et la consolidation entre deux sessions. (Kouijzeer, de Moor, et al. 2009)

de l'apprenant. Le modelage en pâte fournit aussi une méthode de description de concepts abstraits pour venir à bout des limitations dans l'aptitude au langage, et adaptée à la puissance de l'apprentissage visuel courant en autisme.[72]

L'exploration guidée et le dialogue développent et renforcent les aperçus acquis à partir du modelage en pâte, et aident l'autiste à mettre en relation les concepts et les observations des gens et des événements. L'autiste est aussi doucement guidé pour porter une plus grande attention aux autres personnes rencontrées au cours de ces explorations, utilisant l'observation à la fois comme un moyen d'illustrer et comme un moyen d'élargir les idées explorées lors du modelage en pâte.

Parce que l'ensemble des concepts et leur ordre de présentation ont été fixés, les progrès au fur et à mesure du programme peuvent facilement être constatés par la facilitante, l'autiste et les membres de sa famille. Le progrès est mesuré par la capacité de l'autiste d'identifier et d'expliquer chaque concept tour à tour, à la fois en pâte et dans le monde réel. Parce que l'on suit une succession d'étapes semblables pour la maîtrise de chaque concept, que l'on y répète l'emploi des symboles du langage de la pâte, l'autiste va vraisemblablement devenir plus à l'aise avec la démarche et travailler plus efficacement au cours du programme.

5. Focalisation sur la Compréhension de Soi

Ron Davis savait de sa propre enfance que son autisme équivalait à une sensation « d'être tout et rien » en même temps, et qu'il a dû d'abord franchir les étapes de l'individuation, puis du développement de l'identité avant de pouvoir fonctionner dans le monde et avoir des rapports avec les autres. Ainsi il lui paraissait évident qu'acquérir une compréhension de « soi » serait

---

72 Les individus autistes semblent avoir une compétence accrue pour former, accéder et manipuler des représentations mentales visuelles (Soulières, Zeffiro, et al. 2011). Les processus visuels semblent jouer un rôle prépondérant dans le raisonnement autistique et dans la capacité à assimiler l'information (Soulières, Dawson and Samson, et al. 2009).

naturellement la première étape que n'importe quel autiste aurait besoin de franchir avant d'être capable de s'adapter et de fonctionner avec les autres dans le monde réel.

Ce n'est que très récemment que les chercheurs universitaires ont commencé à soupçonner l'importance de la conceptualisation de soi et du rôle que cela joue dans le processus de pensée et de comportement fonctionnel des individus autistes.[73] Les chercheurs affirment maintenant que le « soi » est « l'un des sujets les plus importants dans la recherche sur l'autisme », mais les idées tirées de la recherche n'ont pas encore été utilisées pour développer de nouvelles démarches thérapeutiques pour l'autisme.[74] La plupart des interventions thérapeutiques pour l'autisme se sont orientées plus directement sur la capacité de l'autiste d'entrer en communication avec d'autres, et reposent généralement sur l'enseignement de nouveaux comportements tels qu'encourager le contact visuel ou entraîner les capacités de conversation.

Le programme Davis est bâti sur l'exploration explicite des concepts en rapport avec le *soi* et la compréhension de soi. En plus du bénéfice potentiel que la démarche offre aux individus autistes, le programme Davis informe et influence vraisemblablement la recherche future sur le rôle que joue la connaissance de soi-même dans le développement de la compréhension sociale, ce qui est insaisissable pour les individus autistes.

---

73 Les premières études de recherche pour explorer la conscience de soi dans l'autisme apparaissent être un rapport publié en 1999, impliquant trois adultes avec le syndrome d'Asperger à qui l'on a demandé de noter et de décrire leurs propres pensées. (Frith and Happé 1999)

74 (Lombardo and Baron-Cohen The role of the self in mindblindness in autism 2011) « Le rôle de soi dans la cécité mentale de l'autisme, NdT ». Voir aussi (Holbson, Explaining autism: ten reasons to focus on the developping self 2010) « Expliquer l'autisme : dix raisons de porter son attention au développement de soi, NdT »

Étude de cas : Journal d'un Programme Davis

La facilitante Davis, Karen LoGiudice, a tenu un journal de bord de la progression de son travail avec une jeune femme d'une vingtaine d'années. Amber vivait dans un centre et était inscrite à un programme de jour proposant des activités comme des projets artistiques. Lorsque Karen la rencontra la première fois, elle était très calme et répondait à la plupart des questions par un bref « oui » ou « non ». Lorsqu'elle est arrivée pour commencer le programme, les parents d'Amber étaient inquiets au sujet des problèmes de comportement qui provoquaient des difficultés au centre. Amber montrait peu d'intérêts pour les activités et les conversations des autres autour d'elle, et ses capacités de coordination physiques étaient restreintes. Ses parents l'amenaient régulièrement en voiture aux séances chez Karen et revenaient la chercher. Le programme Davis fut terminé en quinze jours, répartis en trois blocs d'une semaine, le tout étalé sur six mois. Cet étalement a donné à Karen l'opportunité d'observer les changements qui apparaissaient dans la vie d'Amber entre chaque session, alors que les graines plantées au cours de chaque semaine de programme prenaient racine et se développaient.

Semaine 1, octobre. Achèvement de l'individuation. Concepts du Développement de l'Identité jusqu'à « vivre » :

1° journée : Amber est extrêmement calme et peu verbale. Cependant je pense qu'elle a peut-être plus de langage qu'il ne le paraît. Amber réussit bien le relâchement et l'alignement, le réglage auditif optimal et les balles Koosh. Lorsqu'elle a écouté le ting du son de l'orientation auditive, une sensation de calme l'a envahie. Sa mère était choquée en entendant qu'elle était capable d'attraper les balles Koosh en équilibre sur un pied. Ses capacités en motricité fine sont faibles – aussi la pâte n'est-elle pas facile pour elle. La qualité de son travail de la pâte s'est un peu améliorée au cours de la journée spécialement pour les lettres. Je pense qu'elle s'ouvre à cela comme elle acquiert plus d'expérience.

*2° **journée** : Amber est arrivée joyeuse. Son père a dit qu'elle était excitée par les balles Koosh et qu'il était aussi très surpris par sa capacité de les attraper. Il a dit qu'elle et sa mère avaient continué à chercher des **changements** sur le chemin du retour. Elle répondait bien à l'écoute du ting. Elle l'a écouté trois fois aujourd'hui (les huit minutes complètes). Amber a montré des signes d'individuation cet après-midi. Lors d'une pause, pour la première fois elle s'est adressée à moi directement avec une question sur le bruit dans son atelier de jour. Elle a dit que les autres personnes faisaient bien trop de bruit et que cela la dérangeait beaucoup. Puis elle a continué pour dire qu'une autre femme l'appelait par des noms terribles et qu'elle n'aimait pas cela. Elle a dit que ce n'était pas bien de la part de cette femme de la traiter ainsi.*

*3° **journée** : Amber est arrivée joyeuse. Comme nous révisions **conséquence, cause et effet, avant et après**, j'étais sûre qu'elle les possédait! Cela me fut encore confirmé lorsque nous avons travaillé sur le **temps**. Nous entreprîmes notre première « exploration à l'extérieur du bureau » à la quincaillerie et chez Dunkin Donuts. Nous mesurions avec le chronomètre toutes sortes de choses (à l'observation, à la cause, à l'effet). J'ai remarqué que le modelage devenait bien plus aisé. Amber est plus assurée en faisant ses modelages, bien qu'elle ait encore besoin d'être guidée. Sa mère a rapporté que pour la première fois depuis toujours, Amber est venue vers elle et lui a dit, « veux-tu savoir ce que nous avons travaillé aujourd'hui ? » et puis lui a décliné tous les concepts un par un. Sa maman a dit* *qu'elle se demandait, « Est-ce bien la même Amber que je connais depuis vingt-deux ans ? »*

*4° **journée** : La forme la plus simple du **temps** ne fut pas facile. Amber semblait vraiment fatiguée après l'avoir faite. Nous avons pris une longue pause. La **séquence** semblait bien se dérouler avec de nombreux exemples sur lesquels travailler. Son père était très enthousiasmé par le programme et dit qu'en revenant après le repas, il avait vu dans les yeux d'Amber une lueur qu'il n'avait jamais vue auparavant.*

*5° **journée** : La révision de la **séquence** fut impressionnante. Non seulement Amber connaissait solidement la signification, mais elle avait regardé attentivement la pâte pour montrer chaque partie du concept. C'était la première fois que je la voyais ayant de l'intention. **L'ordre** et le **désordre** passèrent bien aussi. Nous sommes allées à l'épicerie pour explorer le concept dans l'environnement et ce fut très bien. Nous avons aussi discuté de **l'ordre** et du **désordre** à propos de ses outils et de certaines situations. C'était merveilleux de l'entendre raconter comment elle pourrait les utiliser dans sa vie – « Quel serait le bon état pour toi dans -- situation ? Quels outils voudrais-tu utiliser pour cela ? Que devrais-tu faire pour faire toi-même de **l'ordre** ? » Elle répondait avec aisance à ces questions. **Perdurer** et **vivre** pour boucler la semaine – se passèrent bien. Sa maman était surprise et très impressionnée de nous voir jouer aux balles Koosh, de voir Amber en équilibre sur un pied, solide comme un roc, réactive lorsque les balles arrivaient sur elle.*

Semaine 2, février. Les concepts du Développement de l'Identité jusqu'à « l'Émotion : »

*6° journée : Pour mon grand plaisir, le changement chez Amber est stupéfiant ! Ses yeux sont lumineux, ils ont un éclat qui n'était pas là auparavant. Elle établit le contact visuel, voulant me raconter tout ce qu'elle avait fait depuis que nous nous étions quittées (elle a obtenu un TRAVAIL … ce qu'elle n'avait jamais été autorisée à faire, mais avec les progrès qu'elle avait fait, maintenant elle pouvait !) Lors de notre révision des concepts vus précédemment, elle les avait tous complètement retenus – nous nous sommes beaucoup amusées à regarder les images de ses modelages de la première semaine, et elle était capable d'en identifier toutes les parties. Son père m'a transmis que les problèmes de comportement avaient presque entièrement disparus dans son centre d'accueil. Il était clair, au vu de ce résultat, qu'Amber avait intégré le concept de la **conséquence** depuis la dernière fois où nous avions travaillé ensemble.*

*7° journée : La **perception** et la **pensée** se firent bien. La motricité fine d'Amber s'améliore. La pâte semble se modeler un peu plus facilement. Elle commence à s'ouvrir plus et établit beaucoup plus de contacts visuels.*

*8° journée : Nous avons terminé **expérience** et avons fait un « voyage d'étude » très amusant pour découvrir quelques nouvelles expériences ensemble. C'était un exercice pour faire du lien. Amber semble s'intéresser d'avantage aux autres personnes. Elle a émis quelques commentaires au sujet de la petite boutique où nous nous trouvions – comme celui sur le fait que c'est un lieu où sa grand-mère aimerait bien aller. Elle a regardé franchement l'homme derrière la caisse, et semblait me regarder lorsque je discutais avec lui.*

9° journée : *Tous les concepts semblaient bien se passer. Je fus impressionnée par la facilité avec laquelle elle a saisi les concepts de **l'énergie** et de la **force.***

10° journée : *Nous avons appris beaucoup de concepts aujourd'hui. Je ne m'attendais pas à ce que **l'émotion** aille aussi vite. L'exploration fut une partie de plaisir. Les expressions du visage d'Amber changeaient quand nous voyions différentes émotions de différentes personnes. Ce fut là que sa première conversation non sollicitée se produisit. Au McDonald, elle vit un homme d'âge mûr s'approcher d'une petite dame âgée et dire : «Oh bonjour, jeune fille !» La vielle dame était ravie. Les yeux d'Amber dardaient et regardaient droit dans les miens comme pour dire «J'ai compris que c'était une plaisanterie!» Elle gloussa. Ce qui suivit fut encore plus étonnant. Amber a commencé à me parler de sa grand-mère. Elle entra dans une longue histoire détaillée sur sa grand-mère qui était écossaise et comment celle-ci rencontra son mari pendant la guerre quand il était à l'armée. Plus tard ce jour-là, j'ai raconté cette histoire à la maman d'Amber. Elle en resta interdite et dit : «Amber vous a raconté cela ?» J'ai découvert par la suite que la famille n'avait littéralement aucune idée du fait qu'Amber connaissait cette histoire et avait reçu un choc qu'elle ait vraiment retenu toute cette information.*

Semaine 3, avril. Achèvement, Développement de l'Identité jusqu'à Établir l'Ordre ; Intégration Sociale avec les Concepts Relationnels :

11° journée : *Ce fut un émerveillement d'entendre qu'Amber avait commencé son travail. Elle est SI heureuse. Elle est maintenant capable de travailler sans la surveillance de l'échelon supérieur. La **capacité** fut vraiment facile. Nous sommes allées à la galerie de jeux* vidéo. Amber s'amusait beaucoup. Ses yeux scintillaient, elle se sentait accomplie, elle apprenait et s'améliorait chaque fois qu'elle jouait aux jeux.

12° journée : Bonne journée aujourd'hui. Amber discutait de notre visite avec elle, sa mère et moi, organisée demain à son centre. Elle insistait sur certains points – qui serait de service, à quelle heure sa colocataire reviendrait et qu'elle voulait avoir terminé avant qu'elle revienne. J'exultais intérieurement – mais je pense que sa maman a dû faire quelques expériences d'adaptation à la nouvelle voix d'Amber. Je lui ai rappelé que c'était une bonne chose ... nous voulons qu'Amber soit capable de participer pleinement à la vie, et s'exprimer oralement au sujet de son espace de vie en fait partie. Sa maman acquiesça.

13° journée : Journée d'amusement aujourd'hui... au centre d'Amber pour l'exercice final **d'Établir l'Ordre**. Comme nous l'accompagnions en haut à sa chambre, je commençais par penser « Ah non ! » – C'était presque parfaitement rangé. Il n'y avait pratiquement rien qui ne soit à sa place. Mais lorsque nous avons ouvert le placard... BINGO ! Nous avons passé deux heures dans son placard, et il était complètement rangé lorsque nous sommes parties. À un moment, je lui ai demandé si elle voulait faire une pause, elle a répondu, « Non, pas maintenant. » C'était contraire à toutes les autres fois où je lui avais posé la question.

14° journée : Les **concepts relationnels** se déroulèrent très bien. Amber semblait très intéressée. Sa mère a dit qu'Amber avait parlé TOUT LE LONG du trajet en voiture pour venir ici. Elle a dit que c'était un énorme changement, auparavant ils auraient roulé en écoutant tranquillement la radio. Sa maman a dit, « Elle a passé *une si longue partie de sa vie sans parler... qu'elle a beaucoup à dire ! »*

15° journée : *Le reste des concepts (plus que deux) se déroula bien. Nos festivités furent importantes et j'ai donné à Amber un Certificat de Fin de Stage. Durant notre rencontre, son père a raconté combien il était reconnaissant pour les changements qu'il avait déjà vus chez Amber. Il était ravi et ne pouvait attendre de voir où cela la mènera. Je lui ai rappelé que ce n'était pas la fin... en fait, c'est un commencement... comme elle commence à filtrer ses futures expériences à travers ces nouveaux concepts.*

Étude de cas : l'expérience d'un adulte, 18 mois plus tard

Le facilitant Davis Christien Vos des Pays Bas a travaillé pendant un an avec un homme adulte, le rencontrant une fois par quinzaine. Celui-ci avait beaucoup de mal avec le programme, étant souvent raisonneur et résistant ; cependant, après l'achèvement du programme, il a expérimenté de profonds changements dans sa vie :

À l'âge de 39 ans, Willem, un homme autiste de haut niveau, vivait seul et n'avait aucun ami. Lorsqu'il vint me voir, il était incapable de faire plus d'une activité par jour et régulièrement échouait à trouver ou conserver un travail. Il était très méfiant, excessivement sensible, et parlait avec un bégaiement. Il était extrêmement brillant, mais manquait de créativité.

Le programme de l'Approche Davis de l'Autisme fut un voyage difficile pour lui. Il détestait travailler avec la pâte et questionnait et résistait au début à de nombreux concepts. Néanmoins, il persévéra à venir à mon bureau une fois par quinzaine pendant un an. Au fil du temps, son aversion diminuait et nos discussions devenaient plus courtes, moins offensives/défensives. Il commençait à apprécier la sensation que chaque concept maîtrisé lui apportait.

Parce qu'il vivait seul, n'avait aucun ami ni aucun travail, il lui était difficile d'avoir un retour dans sa vie quotidienne. Cependant, après quelques mois, alors que nous discutions de ses expériences des semaines passées, il était capable de reconnaître les changements dans ses propres processus de pensées et de comportements.

Après qu'il eut terminé le programme, je n'entendis plus parler de lui pendant quelques temps. Enfin, 18 mois plus tard, il me contacta par courriel et fixait un rendez-vous pour qu'il puisse discuter de sa vie actuelle.

Lors de cette rencontre il a signalé les changements suivants :

- il n'a plus peur des autres, bien qu'il estime qu'il est encore extrêmement méfiant et qu'il bégaie encore
- il a une vue d'ensemble des relations sociales, comprend pourquoi les gens agissent comme ils le font et ne se sent plus effrayé, bouleversé, en colère ni stressé
- il peut entreprendre plusieurs choses en même temps et peut traiter des tâches multiples avec leur propre séquence en restant détendu et orienté
- il prend des initiatives et les exécute réellement
- il est devenu plus créatif – par exemple il a commencé à dessiner

- il est le capitaine et le webmestre de son club de bridge, écrit les rapports des tournois de bridge pour son groupe
- il a rejoint un groupe de discussion (dans la vie réelle, pas sur le web) qui se rencontre régulièrement pour dîner avant la discussion
- il fait des plans pour son avenir

Étude de cas : un enfant avec un syndrome d'Asperger, un an plus tard

La facilitante Davis Gale Long a également rapporté les changements à long terme chez une jeune fille avec qui elle avait travaillé. La mère de l'enfant a précisé le contexte.

La maman de Kayla a raconté :

Kayla avait beaucoup de symptômes du Syndrome d'Asperger. À côté de ses problèmes d'élocution, elle se débattait avec la rage et la colère, était fortement sur-stimulée par les sons, la foule, les lumières, les odeurs. Ses capacités motrices étaient sous développées rendant les activités ordinaires comme la bicyclette et la marche difficiles. Ses obsessions et ses compulsions étaient des problèmes qui rendaient difficiles les activités quotidiennes. Elle manquait de repères sociaux, ce qui lui rendait difficile de lire les expressions des visages, le langage corporel et les règles de la conversation. Elle avait tendance à être trop amicale. Elle avait une sensibilité inhabituelle à la lumière, à la nourriture et au toucher. Ses troubles de l'intégration sensorielle avaient rendu nécessaire une thérapie pendant des années. Comme la plupart des individus autistes, elle avait des difficultés à faire les transitions entre activités, aussi bien que des difficultés à se faire et à conserver des amis.

Nous étions dans un état de tension constante pendant ses années élémentaires. L'école n'avait aucun plan pour l'aider. Ils ne savaient pas comment la gérer en classe. Les élèves ne savaient pas comment communiquer avec elle. Ils se moquaient d'elle, et comme elle n'avait pas de compétence verbale, elle devenait violente physiquement avec les objets. Elle fut expulsée de l'école à cause de son comportement, et se retrouva dans une école spécialisée au CM1 (fourth grade). Quand elle entra au collège, Kayla fut confrontée au chaos et à l'anxiété, au désir de s'adapter, au sentiment de rejet, n'avait pas d'amis et était persécutée. Les professionnels m'ont informée que je devais accepter le fait que Kayla ne s'améliorerait jamais.

La facilitante raconte :

Lors de notre première rencontre, Kayla entra avec circonspection dans mon bureau. Elle se cachait partiellement derrière sa mère et s'accrochait à sa main comme si, si elle la lâchait, il pouvait lui arriver quelque chose de terrible. Mais sa curiosité était évidente à la façon dont elle me regardait de ses magnifiques yeux bleus, et ses longs cils. Comme elle commençait à se détendre en ma présence, un vertige l'a saisie et elle a commencé à pousser des cris perçants et à sautiller fortement. Avec une excitation évidente, elle partagea quelques expériences avec moi, mais j'avais tellement de difficultés à la comprendre que j'ai dû feindre d'avoir compris ce qu'elle avait dit.

Les observations de la facilitante – un an après l'Approche Davis de l'Autisme :

J'ai récemment rencontré Kayla pour un repas après l'école. Alors que les élèves sortaient de la classe, j'ai remarqué Kayla descendant calmement le trottoir, discutant et riant avec une amie. Quelle différence ! À peine un an auparavant, lorsque j'allais la chercher pour nos sessions d'autisme, je voyais régulièrement les autres la brutaliser ou l'ignorer dans la cour. De nombreuses fois elle pleurait. J'avais mal au cœur de la voir se battre pour s'adapter au monde.

Aujourd'hui, Kayla a de nombreux amis qui la traitent en égale. Kayla a pris part récemment à un voyage pour une nuit et une journée de rafting. Au cours des années précédente, elle n'avait jamais eu d'amis et elle n'avait pas la capacité de prendre part à une activité avec nuitée. Ce fut énorme – être capable de surmonter ses peurs et ses attitudes sociales inadaptées pour vraiment prendre du plaisir à une journée magnifique avec des amis ! Kayla se débat encore parfois, mais elle a les outils et la capacité pour juger des situations et y répondre de façon appropriée. J'ai appris des leçons de Kayla, car elle m'enseignait combien les choses sont difficiles dans la perspective autistique.

Comme nous terminions notre repas ensemble, j'ai demandé à la maman de Kayla si elle pouvait me dire trois mots pour décrire Kayla avant son Programme d'Autisme. Elle répliqua : isolement, frustration et tristesse. Les trois expressions qu'elle emploie pour décrire Kayla maintenant : espoir, attitude légère, et joie.

J'attendais anxieusement les réponses de Kayla aux mêmes questions. Elle y a soigneusement réfléchi et m'a dit ses trois mots pour avant : tristesse, solitude et souffrance. Maintenant elle dit qu'elle se sent heureuse, intégrée et sûre d'elle.

Étude de cas : Réflexions sur les Trois Phases du Programme

La facilitante Davis Cathy Dodge Smith offre des souvenirs de ses expériences avec plusieurs de ses clients, et rattache chacun aux différentes phases du programme :

> Au cours de la partie de **l'individuation** du programme, je commence à percevoir des lueurs de la véritable personne derrière le masque de l'autisme, ou du bruit, durant les brefs instants que nous nommons l'orientation, ce que la plupart des gens associeraient probablement au fait d'être totalement présent. Au début, de tels moments sont brefs et fugitifs. On doit être vraiment vigilant pour les capter et y répondre.

> J'avais un petit de sept ans dans mon bureau qui n'était pas très intéressé par ce que j'avais en tête pour notre programme. Pendant plus d'une heure, il tournait en rond, parlait sans arrêt, touchait les objets, était généralement dans son propre monde. Bien qu'il se soit adressé à moi de temps en temps, ou m'ait posé parfois une question, il n'était pas très intéressé par mes réponses, souvent ne les attendant même pas. À la fin, il s'est arrêté en plein milieu de son action, est venu à la petite table où je l'attendais, m'a regardée dans les yeux et a dit clairement, « OK, que sommes-nous censés faire ? » Je lui ai raconté ce que je voulais qu'il fît, il s'assit immédiatement et le fit. Il fut totalement avec moi pendant cinq minutes, puis s'est levé et est « parti » à nouveau.

> Lorsque l'individuation devient plus stable, les moments fugitifs d'orientation s'allongent petit à petit, et la somme de temps passé « ailleurs » diminue progressivement. Ce n'est pas quelque chose que je fais

moi, cela arrive simplement lorsque le client se sent plus à l'aise dans un état orienté, et sait comment l'obtenir volontairement.

*Le segment suivant du programme, le **développement de l'identité**, permet à l'individu de progresser rapidement (toutes proportions gardées) à travers les étapes du développement normal qu'il a manquées, en partie ou en totalité, du fait qu'il n'était pas complètement présent dans le monde véritable. Comme nous explorons ces concepts ensemble, le monde réel devient de plus en plus connu du client.*

Une fois, je travaillais avec une jeune femme (26 ans) sur le concept du « temps ». Lorsque je lui racontais la rotation de la terre avec nous sur la terre, elle a levé les yeux vers moi avec une belle expression sur son visage, a dit qu'elle se sentait soudainement « OK », un être plus équilibré et connecté sur cette terre.

J'ai eu une expérience semblable avec un jeune homme comme il terminait le travail sur le concept de la « séquence ». Il n'avait jamais été capable de suivre même une simple séquence d'étapes, telle qu'une recette écrite, ou une note écrite lui indiquant comment se rendre à l'épicerie, acheter un article et revenir à la maison. L'expression de son visage alors qu'il répétait l'étape finale de la maîtrise de la séquence était pure joie, délice, surprise et paix.

*Une fois le développement de l'identité achevé, le dernier segment du programme Davis est **l'intégration sociale**. Une fois de plus, il est impressionnant d'assister au réveil de la conscience sur la façon dont les relations fonctionnent. Un jeune garçon m'a dit qu'il « avait* *vraiment besoin de cela », car il avait toujours été complètement frustré par les choses qu'il espérait connaître, mais que personne ne lui avaient jamais racontées. Il a découvert que ces choses sont celles que l'on appelle habituellement les « règles non écrites » de l'interaction sociale. Nous avons passé ensemble un temps très agréable à essayer de réfléchir à ces « règles non écrites », puis à les coucher par écrit !*

Un Nouveau Monde de Possibilités

Les individus viennent vers un programme Davis pour chercher un *changement*. Les parents des enfants autistes espèrent des changements dans la façon dont leur enfant se comporte et communique avec les autres. Les individus autistes plus âgés qui cherchent de l'aide par eux-mêmes espèrent des changements qui les aident à vaincre les obstacles dans leurs vies, obstacles qui les laissent avec des sentiments de frustration ou malheureux.

Les méthodes Davis aident en apportant des outils qui rendent l'individu capable de s'autoréguler et contrôler sa capacité de centrer son attention, de réduire son stress, et de contrôler son niveau d'énergie. La mise en œuvre de ces outils change la façon dont l'individu perçoit son environnement et y réagit. Le programme Davis fournit aussi un système d'apprentissage de concepts qui donne à l'individu une perception accrue et une compréhension de son monde et de son rôle, aussi bien pour organiser sa propre vie que pour communiquer avec les autres. Grâce à de nouvelles connaissances et de nouvelles capacités, l'occasion de changement ultérieur est créée. Dans la structure Davis, *connaissance + capacités + occasion* fournissent à l'individu la *compétence* – mais il revient à l'individu d'exercer le *contrôle* et la *responsabilité* qui accompliront le changement dans sa propre vie. Pour chaque individu, le chemin peut être différent, déterminé par les objectifs personnels, les intérêts et les talents.

« Dès que mon identité a commencé à se développer et que j'ai commencé à me souvenir, mon principal désir dans la vie était de devenir un être humain véritable. Je pouvais voir que les autres étaient quelque chose que je n'étais pas. Ma première tâche, dès le début, fut de trouver un moyen qui me permettrait de devenir « normal », ou au moins d'apparaître ainsi. Si je pouvais trouver mon chemin dans ce chaos et si je pouvais créer un « plan » pour les autres tels que moi, alors mon existence aurait de la valeur. L'Approche Davis de l'Autisme est mon meilleur effort pour offrir ce plan. »

Ron Davis

Glossaire

Termes décrivant le Programme Davis

bulle de pensée : une boucle de pâte avec une extrémité attachée à la tête du modelage de soi ; les modelages à l'intérieur de la boucle représentant l'activité mentale

bulle de sensation : une boucle de pâte à modeler avec une extrémité attachée au modelage de soi ; les modelages à l'intérieur de la boucle représentant les images mentales qui donnent lieu aux émotions

concept avancé : un concept qui inclut toutes les constructions sous-jacentes et concepts communs

concept commun : un concept dérivé de deux constructions ou plus

concept de base : un concept reflétant la connaissance dérivée d'un concept racine

concept fondamental : un concept provenant de la manière dont une personne expérimente un concept racine

concept racine : un concept basé sur une loi naturelle

flèche dominante : une flèche en pâte à modeler, utilisée pour attirer l'attention sur une partie du modelage en pâte

individuation : le processus de développer des perceptions fonctionnant en harmonie et résultant dans la conception de soi comme une unité individuelle, séparée des autres

maîtrise des concepts : une procédure séquentielle, utilisant le modelage en pâte à modeler pour représenter un concept abstrait

modelage dans sa forme la plus simple : un modelage de la Maîtrise des Concepts utilisant des éléments très simples en pâte à modeler, comme des boules de pâte et des flèches, afin de représenter l'idée exprimée le plus simplement possible

orientation :	état dans lequel les perceptions mentales sont en accord avec la réalité et les circonstances de l'environnement

Concepts du Développement de l'Identité et de l'Intégration Sociale

après	se passe plus tard
avant	se passe plus tôt
besoin	ce qui satisfait l'envie
bien	une action qui soutient la vie
bon	soutient la vie
capacité	avoir fait des expériences de provoquer un changement souhaité
cause	quelque chose qui fait que quelque chose d'autre se passe
changement	quelque chose qui devient autre chose
compétence	la connaissance, la capacité et l'occasion de contrôler
comportement	la manière dont on agit ou se conduit
compréhension	avoir l'expérience d'observer
confiance	le sentiment qu'un autre soit égal à soi
connaissance	avoir l'expérience d'être à l'effet
conséquence	quelque chose qui se passe comme résultat d'une autre chose
contrôle	la compétence de provoquer un changement
conviction	ce qui est senti d'être réel ou vrai
corps	la forme physique

d'autres	ceux qui sont séparés du soi
désordre	les choses ne sont pas à la place correcte et/ou dans la position correcte et/ou dans l'état correct
effet	résultat d'une cause
émotion	l'énergie créée en soi
en accord	ce qui est pensé d'être réel ou vrai
énergie	pouvoir d'influer
(avoir) envie	pulsion d'exister comme...
expérience	vivre en tant que soi changé
force	l'énergie appliquée
force vitale	ce qui me pousse à être qui "je" suis et ce que "je" suis
intention	pulsion de satisfaire le besoin
mal	une action qui ne soutient pas la vie
mauvais	ne soutient pas la vie
mental	processus de penser
motivation	pulsion de contrôler
occasion	avoir l'autorité, le temps, le lieu et les conditions permettant d'agir
ordre	les choses à la place correcte, dans la position correcte et en l'état correct
pensée	l'activité mentale
perception	conscience du monde externe
perdurer	demeurer inchangé
pulsion	tendance instinctive à chercher le plaisir et éviter la douleur

règles	lois qui établissent les frontières du comportement acceptable
relation	interaction d'un avec un autre
responsabilité	la compétence et la volonté de contrôler
savoir-faire	avoir l'expérience de causer
séquence	la façon dont les choses se suivent les unes après les autres, selon la taille, la quantité, l'ordre arbitraire, le temps ou l'importance
soi	moi
temps	mesure du changement en référence à une norme
un autre	quelqu'un qui est séparé du soi
vivre	perdurer comme soi

Bibliographie

American Psychiatric Association. "Proposed Revision: A 09 Autism Spectrum Disorder." DSM-5 Development. January 26, 2011. http://www.dsm5.org/proposedrevision/pages/proposedrevision. aspx?rid=94 (accessed October 31, 2011).

Bacon, Alison M., and Simon J. Handley. "Dyslexia and reasoning: The Importance of Visual Processes." British Journal of Psychology 101 (2010): 433-452.

Baron-Cohen, Simon. 'Out of Sight or Out of Mind? Another Look at Deception in Autism." Journal of Child Psychology and Psychiatry 33, no. 7 (October 1992): 1141-1155.

Boucher, Jill, Francisco Pons, Sophie Lind, and David Williams. "Temporal Cognition in Children with Autistic Spectrum Disorders: Tests of Diachronic Thinking." Journal of Autism and Developmental Disorders 37, no. 8 (2007): 1413-1429.

Bruner, Jerome S., and Leo Postman. "On the Perception of Incongruity: A Paradigm." Journal of Personality 18 (1949): 206-223.

Chen, Eric. "Autism Speaks for itself: Lost on Planet Earth." May 31, 2009. http://iautistic.com/autism-speaks.php (accessed October 6, 2011).

Chen, Eric Y. Autism & Self Improvement: My Journey to accept Planet Earth. Singapore: Eric Chen Yixiong, 2007.

Courchesne, Eric, et al. "Neuron Number and Size in Prefrontal Cortex of Children With Autism." Journal of the American Medical Association 306, no. 18 (2011): 2001-2010.

Cytowic, Richard E. "Synesthesia: Phenomology and Neuropsychology." Psyche 2, no. 10 (1995).

Davis, Ronald D. "My Study of Disorientation." Burlingame, California, 1997.

―――. Nurturing the Seed of Genius (Facilitators Workshop Manual). Burlingame, CA: Davis Autism International, 2009.

―――. "Red Dirt and Water." The Dyslexic Reader 10, Summer 1997.

―――. "The History of Concept Mastery and Symbol Mastery." The Dyslexic Reader 30, no. 1 (2003): 1-5.

―――. "Waking Up: The Origin of Concept Mastery." The Dyslexic Reader 40, no. 3 (2005): 10.

Davis, Ronald D., and Eldon M. Braun. The Gift of Dyslexia, Revised and Expanded: Why Some of the Smartest People Can't Read ... and How They Can Learn. New York: Perigee Trade, 2010.

―――. The Gift of Learning: Proven New Methods for Correcting ADD, Math & Handwriting Problems. New York: Perigee Trade, 2003.

Dawson, Michelle, Isabell Soulières, Morton Ann Gernsbacher, and Laurent Mottron. "The Level and Nature of Autistic Intelligence." Psychological Science 18, no. 8 (August 2007): 657-662.

Dawson, Michelle, Laurent Mottron, and Morton Ann Gernsbacher. "Learning in Autism." In Learning and Memory: A Comprehensive Reference: Cognitive Psychology, by J.H. Byrne and H. Roediger (Editors), 759-772. New York: Elsevier, 2008.

Dinstein, Ilan, et al. "Disrupted Neural Synchronization in Toddlers with Autism." Neuron 70, no. 6 (2011): 1218-25.

Farley, Adam, Beatriz López, and Guy Saunders. "Self-conceptualisation in autism: Knowing oneself versus knowing self-through-other." Autism 14, no. 5 (September 2010): 519-530.

Frith, Chris D., and Uta Frith. "The Self and Its Reputation in Autism." Neuron 57, no. 3 (February 2008): 331-332.

Frith, Uta, and Francesca Happé. "Theory of mind and self-consciousness: What it is like to be autistic." Mind & Language 14, no. 1 (March 1999): 1-22.

Gernsbacher, Morton Ann, Michelle Dawson, and Laurent Mottron. "Autism: Common, heritable, but not harmful." Behavioral and Brain Sciences 29, no. 4 (2006): 413-414.

Happé, Francesca. "Theory of Mind and the Self." Annals of the New York Academy of Sciences 1001 (2003): 134–144.

Hobson, R. Peter. "Explaining autism: Ten reasons to focus on the developing self." Autism 14, no. 5 (September 2010): 391-407.

Hobson, R. Peter. "On the origins of self and the case of autism." Development and Psychopathology 2, no. 2 (2008): 163.

Hobson, R. Peter, and Jessica A. Meyer. "Foundations for self and other: a study in autism." Developmental Science 8, no. 6 (November 2005): 481-491.

Hollander, Eric, et al. "Oxytocin Increases Retention of Social Cognition in Autism." Biological Psychiatry 61, no. 4 (February 2007): 498-503.

Jacob, Suma, Camille W. Brune, C.S. Carter, Bennett L. Leventhal, Catherine Lord Lord, and Edwin H. Cook Jr. "Association of the oxytocin receptor gene (OXTR) in Caucasian children and adolescents with autism." Neuroscience Letters 417, no. 1 (April 2007): 6-9.

Kamio, Y., and M. Tochi. "Dual access to semantics in autism: is pictorial access superior to verbal access?" Journal of Child Psychology and Psychiatry 41, no. 7 (Oct 2000): 859-867.

Kanner, Leo. "Autistic Disturbances of Affective Contact." Nervous Child 2 (1943): 217-50.

Kanner, Leo. "The Conception of Wholes and Parts in Early Infantile Autism." American Journal of Psychiatry 108 (July 1951): 23-27.

Kouijzer, Mirjam E.J., Hein T. van Schie, Jan M.H. de Moor, Berrie J.L. Gerrits, and Jan K. Buitelaar. "Neurofeedback treatment in autism. Preliminary findings in behavioral, cognitive, and neurophysiological functioning." Research in Autism Spectrum Disorders 4, no. 3 (July-September 2010): 386-399.

Kouijzer, Mirjam E.J., Jan M.H. de Moor, Berrie J.L. Gerritsb, Marco Congedo, and Hein T. van Schie. "Neurofeedback improves executive functioning in children with autism spectrum disorders." Research in Autism Spectrum Disorders 3, no. 1 (January 2009): 145-162.

Lerer, E., S Levi, S. Salomon, A Darvasi, N. Yirmiya, and R.P. Ebstein. "Association between the oxytocin receptor (OXTR) gene and autism: relationship to Vineland Adaptive Behavior Scales and cognition." Molecular Psychiatry 13 (2008): 980-988.

Lind, Sophie E. "Memory and the self in autism: A review and theoretical framework." Autism 14, no. 5 (Sep 2010): 430-57.

Lind, Sophie E., and D.M. Bowler. "Delayed self-recognition in children with autism spectrum disorder." Journal of Autism and Developmental Disorders 39, no. 4 (Apr 2009): 634-50.

Lombardo, Michael V., and Simon Baron-Cohen. "The role of the self in mindblindness in autism." Consciousness and Cognition 20, no. 1 (March 2011): 130-140.

Lombardo, Michael V., et al. "Atypical Neural Self-Representation in Autism." Brain 133, no. 2 (2010): 611-624.

Lombardo, Michael V., Jennifer L. Barnes, Sally J. Wheelwright, and Simon Baron-Cohen. "Self-referential cognition and empathy in autism." PLoS ONE 2, no. 9 (2007): e88e.

Markram, Kamila, and Henry Markram. "The Intense World Theory—A Unifying Theory of the Neurobiology of Autism." Frontiers in Human Neuroscience 4 (December 2010): 224.

Meyer, Jessica A., and Peter R. Hobson. "Orientation in relation to self and other: The case of autism." Interaction Studies 5, no. 2 (November 2004): 221-244.

Mitchell, Peter, and Kelly O'Keefe. "Do Individuals with Autism Spectrum Disorder Think They Know Their Own Minds?" Journal of Autism and Developmental Disorders 38, no. 8 (Sep 2008): 1591-1597.

Mottron, Laurent. "Commentary: The Power of Autism." Nature 479, no. 5 (November 2011): 33-35.

Mukhopadhyay, Tito Rajarshi. The Mind Tree: A Miraculous Child Breaks the Silence of Autism. New York: Arcade Publishing, 2003.

Mundy, Peter, Mary Gwaltney, and Heather Henderson. "Self-referenced processing, neurodevelopment and joint attention in autism." Autism 14, no. 5 (September 2010): 408-429.

Pert, Candace B. Molecules of Emotion: The Science Behind Mind-Body Medicine. New York: Simon & Schuster, 1999.

Pineda, J.A., et al. "Positive behavioral and electrophysiological changes following neurofeedback training in children with autism." Research in Autism Spectrum Disorders 2, no. 3 (July-September 2008): 557-581.

Postman, Leo, and Jerome S. Bruner. "Perception Under Stress." Psychological Review 55, no. 6 (Nov 1948): 314-323.

Redcay, Elizabeth, and Eric Courchesne. "When is the Brain Enlarged in Autism? A Meta-Analysis of All Brain Size Reports." Biological Psychiatry 58, no. 1 (Jul 2005): 1-9.

Sahyoun, Chérif P., Isabelle Soulières, John W. Belliveau, Laurent Mottron, and Maria Mody. "Cognitive Differences in Pictorial Reasoning Between High-Functioning Autism and Asperger's Syndrome." Journal of Autism and Developmental Disorders 39, no. 7 (2008): 1014-1023.

Smith, Adam. "The Empathy Imbalance Hypothesis of Autism: A Theoretical Approach to Cognitive and Emotional Empathy in Autistic Development." The Psychological Record 59, no. 3 (2009): 489-510.

Soulières, Isabelle, et al. "Enhanced Visual Processing Contributes to Matrix Reasoning in Autism." Human Brain Mapping 30, no. 12 (Dec 2009): 4082-4107.

Soulières, Isabelle, Michelle Dawson, Morton Ann Gernsbacher, and Laurent Mottron. "The Level and Nature of Autistic Intelligence II: What about Asperger Syndrome?" PLoS ONE 6, no. 9 (2011): e25372.

Soulières, Isabelle, Thomas A. Zeffiro, M.L. Girard, and Laurent Mottron. "Enhanced mental image mapping in autism." Neruopsychologia 49, no. 5 (April 2011): 848-857.

Tammet, Daniel. Born on a Blue Day: Inside the Extraordinary Mind of an Autistic Savant. New York: Free Press, 2007.

Tau, Gregory Z, and Bradley S Peterson. "Normal Development of Brain Circuits." Neuropsychopharmacology 35, no. 1 (January 2010): 147-168.

Taylor, Jill Bolte. My Stroke of Insight: A Brain Scientist's Personal Journey. New York: Viking, 2008.

Teigeh, K.H. "Is a sigh "just a sigh"? Sighs as emotional signals and responses to a difficult task." Scandinavian Journal of Psychology. 49, no. 1 (2008): 49-57.

Toichi, Motomi, et al. "A lack of self-consciousness in autism." American Journal of Psychiatry 159 (August 2002): 1422-1424.

Uddin, Lucina Q. "The self in autism: An emerging view from neuroimaging." Neurocase 17, no. 3 (2011): 201-208.

Uddin, Lucina Q., et al. "Neural Basis of Self and Other Representation in Autism: An fMRI Study of Self-Face Recognition." PLoS ONE 3, no. 10 (2008): e3526.

van der Hoort, Björn, Arvid Gutertam, and H Henrik Ehrsson. "Being Barbie: The Size of One's Own Body Determines the Perceived Size of the World." PLoS ONE 6, no. 5 (2011): e20195.

Wellman, Henry M., David Cross, and Julanne Watson. "Meta-Analysis of Theory-of-Mind Development: The Truth about False Belief." Child Development 72, no. 3 (May/June 2001): 655-684.

Williams, David. "Theory of own mind in autism: Evidence of a specific deficit in self-awareness?" Autism 14, no. 5 (Sep 2010): 474-94.

Williams, David, and Francesca Happé. "Representing intentions in self and other: studies of autism and typical development." Developmental Science 13, no. 2 (Mar 2010): 307-19.

Wolff, Jason J., et al. "Differences in White Matter Fiber Tract Development Present From 6 to 24 Months in Infants With Autism." The American Journal of Psychiatry, February 2012: doi: 10.1176/appi.ajp.2011.11091447.

Références électroniques

Sites internet sur l'autisme

L'approche Davis de l'autisme (en français) :
   www.autisme-changement.com

L'approche Davis de l'autisme (en anglais) :
   www.davisautism.com

Les noms et coordonnées des facilitants Davis de l'autisme
(licenciés, de langue française) :
   www.autisme-changement.com

Les noms et coordonnées des facilitants Davis de l'autisme (licenciés,
partout dans le monde) :
   www.davisautism.com/contact_facilitator.html

Informations sur la recherche et le développement par Davis de
l'appareil NOIT destiné à faciliter l'orientation auditive (en anglais) :
   www.noitresearch.org

Sites internet sur la dyslexie, dyscalculie, TDA(H)

Plus d'informations sur le programme Davis dyslexie / dyscalculie /
TDA(H) (en français) :
   www.dyslexie-tda-dyscalculie.eu

Plus d'informations sur le programme Davis, y compris rapports de
recherche récents (en anglais) :
   www.dyslexia.com